心エコー図検査

徳大超音波センターの
オキテ100

編集 | **山田博胤** 徳島大学大学院医歯薬学研究部
地域循環器内科学特任教授

西尾 進 徳島大学病院超音波センター主任

文光堂

編集

山田博胤	徳島大学大学院医歯薬学研究部地域循環器内科学特任教授
西尾　進	徳島大学病院超音波センター主任

執筆者一覧（五十音順）

阿部美保	徳島大学病院超音波センター
天野里江	徳島大学病院超音波センター
岩見茉以	彩の国東大宮メディカルセンター検査科
楠瀬賢也	徳島大学病院循環器内科・超音波センター
西條良仁	徳島大学病院循環器内科
高川由利子	徳島大学病院超音波センター
鳥居裕太	徳島大学病院超音波センター
西尾　進	徳島大学病院超音波センター
林　修司	徳島大学病院超音波センター
原國　督	翔南病院検査科
藤原美佳	高松市立みんなの病院循環器内科
平田有紀奈	徳島大学病院超音波センター
山尾雅美	徳島大学病院超音波センター
山田博胤	徳島大学大学院医歯薬学研究部地域循環器内科学

執筆協力者一覧

森田沙瑛	徳島大学病院超音波センター
山口夏美	徳島大学病院超音波センター
篠田旬子	徳島大学病院超音波センター
山田なお	徳島大学病院循環器内科
Robert Zheng	徳島大学病院循環器内科
武市　脩	徳島大学病院超音波センター

序文

　徳島大学病院超音波センターは，診療科横断的に超音波検査を施行する部門として，2000年に設立されました．病院全体の超音波検査を集約化した"超音波センター"は，当時の日本には皆無であり，先進的な取り組みでした．その前身は，徳島大学第二内科の心エコー室と腹部エコー室で，開設されたばかりの内視鏡センターに倣って，両者をまとめた"超音波センター"をつくりました．その後，徳島大学では診療科が再編され，超音波センターはすべての診療科が利用できる部門として，現在に至っています．

　当センターでは，臨床，研究，教育という大学病院の三本柱を実践しています．教育面においては，積極的に院外からソノグラファーの研修を受け入れ，これまでに30名余のソノグラファーが巣立ち，多くの技師が認定超音波検査士の資格を取得しました．また，毎年医学部保健学科の大学院生1～2名が所属し，修士課程を修了します．医学博士を修得した臨床検査技師もすでに2名います．2014年には"心血管エコー検査修得プログラム"という1～2年間の研修プログラムを開始し，沖縄，東京など遠方からも研修生が来ています．さらに，院外医師の研修も柔軟に受け入れており，これまでに多くの医師がエコーの技術を習得しました．2015年からは，初期研修医がローテーションで超音波研修（1～2ヵ月）を選択できるようにしました．このように，センターには常時，エコーの初学者がいるというのが当たり前という状態です．

　エコーを勉強しようという若い人が多くて活気があるのはよいのですが，教える立場からすれば，何度も，同じことを教えることになります．指導の基本は，単純・反復・繰り返しと言いますから，それを厭ってはいけませんが，大変なことには変わりありません．そこで，当センターで心エコー図の研修をする技師，医師に知っておいてもらいたいこと，いつも口を酸っぱくして言っていることを，「心エコー図検査　徳大超音波センターのオキテ100」として1冊の本にまとめることにしました．

　本書のオキテは，徳島大学病院超音波センターでの決まりごとです．ですから，それがすべての施設で正しいとは限りません．各施設にはそれぞれ固有の事情や，今までの伝統，お作法があると思います．それを大事にしたうえでこの本を役に立てていただきたいと思います．心エコー図を勉強しようというすべての方に役立つエッセンスが集約されていると自負しています．偏った考えや，極論になっている項目もあるでしょう．私たちはそれが正しいと信じてやっていますが，もし，そうじゃない，それはおかしい，ということがあれば，忌憚のないご意見をいただければ幸いです．

2019年2月

徳島大学大学院医歯薬学研究部地域循環器内科学
徳島大学病院超音波センター

山田博胤

CONTENTS

第1章 検査前・検査後のオキテ … 1

1. 超音波診断装置は初期設定のまま使ってはいけない … 2
2. 爪を伸ばしたままで検査をしてはいけない … 3
3. フルネームを確認せずに検査を始めてはいけない … 5
4. 前回のレポートを見ずに検査を始めてはいけない … 6
5. 紹介元のレポート，前回のレポートの結果を鵜呑みにしてはいけない … 8
6. 心電図を見ずに検査を始めてはいけない … 10
7. 聴診をせずに検査を始めてはいけない … 12
8. 身長，体重を測らずに検査をしてはいけない … 14
9. 血圧を測定せずに検査をしてはいけない … 16
10. 患者が退出する前に，データが保存されているか確認しないといけない … 18
11. 検査が終わったら，プローブのゼリーを拭き取らないといけない … 20
12. 検査が終わったら，必ずフリーズボタンを押さなければいけない … 21
13. 装置が壊れたり不具合があった場合，放置してはいけない … 22
14. 日常点検せずに超音波装置を使ってはいけない … 23
15. 往診の依頼を安易に受けてはいけない … 24
16. 超音波検査の技術は見て盗まなければいけない … 25
17. ソノグラファーはジェネラリストでなければいけない … 26

第2章 心エコー図検査の基礎知識 … 27

18. $v=f \cdot \lambda$ を知らずに検査をしてはいけない … 28
19. 超音波のアーチファクトを知らずに，検査をしてはいけない … 29

- 20 パルスドプラ法と連続波ドプラ法の違いを知らずに検査をしてはいけない …… 31
- 21 冠動脈の走行を知らずに検査をしてはいけない …… 34
- 22 主要ガイドラインを読まずに検査をしてはいけない …… 37
- 23 正常妊娠による血行動態の変化を知らずに検査をしてはいけない …… 38
- 24 人工弁の種類を知らずに検査をしてはいけない …… 40
- 25 透析のタイミングを聞かずに血行動態の評価をしてはいけない …… 42

第3章 検査施行時のオキテ …… 43

- 26 目的を知らずに検査をしてはいけない …… 44
- 27 パニック所見があったら，検査を続けてはいけない …… 45
- 28 患者を見ずに検査を続けてはいけない …… 46
- 29 患者の息止めを行うとき，検査者も息をしてはいけない …… 48
- 30 深呼吸をさせて息止めをしてはいけない …… 49
- 31 心雑音があれば，その原因がわかるまで検査を終わってはいけない …… 50
- 32 マニュアルどおりの検査で終わってはいけない …… 52
- 33 むやみやたらに動画をキャプチャーしてはいけない …… 54
- 34 ソノグラファーが検査結果を説明してはいけない …… 56

第4章 計測法のオキテ …… 59

- 35 MモードでEFを計算してはいけない …… 60
- 36 S字状中隔心では，Mモード法で左室径を計測してはいけない …… 61
- 37 左房径だけで，左房サイズを評価してはいけない …… 63

- ㊳ 左房容積を計測するとき，左心耳や肺静脈を含めてはいけない ………… 64
- ㊴ 肥大型心筋症でもないのに，非対称性肥大を作ってはいけない ………… 66
- ㊵ 左室壁厚だけで左室肥大を診断してはいけない …………………………… 68
- ㊶ Eyeball EF と合わない EF 計測値を記載してはいけない ………………… 70
- ㊷ EF 計測時のトレースは，心周期を通じて心尖部がずれてはいけない … 72
- ㊸ 計測値が異常であれば，その理由を考えないままなおざりにしてはいけない ………… 74
- ㊹ ドプラ波形のヒゲを取ってはいけない …………………………………… 76
- ㊺ 心エコー図検査では，ドプラ法の角度補正を使ってはいけない ………… 78
- ㊻ 肺静脈血流速波形を記録するときに，サンプルボリュームを左房内に置いてはいけない ………… 79
- ㊼ 重度の大動脈弁狭窄，右側臥位にする手間を惜しんではいけない ……… 81
- ㊽ 左室流出路狭窄があるとき，連続の式で大動脈弁口面積を算出してはいけない ………… 82
- ㊾ 左房側の Valsalva 洞が膨れている断面で，大動脈径を計測してはいけない ………… 84
- ㊿ 通常の心尖部四腔断面で右室サイズを評価してはいけない ……………… 85
- 51 下大静脈は長軸断面だけで計測してはいけない …………………………… 87

第5章 診断のオキテ …… 89

- 52 心エコー図検査と言うが，心臓だけを見てはいけない …………………… 90
- 53 EF が正常でも，「左室収縮能が正常である」と言ってはいけない ……… 92
- 54 右室流出路を見ずに，肺高血圧と言ってはいけない ……………………… 94
- 55 TRPG が正常でも，肺高血圧がないと言ってはいけない ………………… 96
- 56 若年だからと言って E/A を安易に正常パターンとしてはいけない …… 98
- 57 高齢者の E/A を安易に偽正常化パターンと解釈してはいけない ……… 100

- 58 E/e′を鵜呑みにしてはいけない …… 102
- 59 E/e′の高値だけで「左室拡張能の低下」と言ってはいけない …… 103
- 60 心エコードプラ法の所見だけで心不全と診断してはいけない …… 105
- 61 肥大型心筋症を疑えば，最大壁厚を記載しないといけない …… 108
- 62 若年の高血圧性肥大心例では，腎動脈を見ずに検査を終わってはいけない …… 110
- 63 高齢の高血圧例では，腹部大動脈を見なければいけない …… 112
- 64 中等度以上の僧帽弁逆流があるときは，その成因を記載しないといけない …… 114
- 65 高度の僧帽弁輪石灰化があるとき，左室拡張能を評価してはいけない …… 116
- 66 聴診できない軽度の弁逆流を診断名に書いてはいけない …… 118
- 67 壁に沿って吹く逆流を過小評価してはいけない …… 120
- 68 弁膜症の重症度は，一つの指標だけで判断してはいけない …… 121
- 69 重度僧帽弁逆流でEF=55〜60％のとき，「左室収縮能は保たれている」と書いてはいけない …… 123
- 70 中等度以上の大動脈弁逆流で，下行大動脈の血流速波形を確認せずに重症度判定をしてはいけない …… 124
- 71 中等度以上の三尖弁逆流では，肝静脈血流速波形を見ずに重症度判定をしてはいけない …… 126
- 72 僧帽弁狭窄症では，弁下病変を見忘れてはいけない …… 128
- 73 左室局所壁運動異常を一断面だけで判定してはいけない …… 129
- 74 急性下壁梗塞では，右室壁運動を観察しないといけない …… 131
- 75 たこつぼ型心筋症を疑っても，冠動脈疾患を否定してはいけない …… 132
- 76 経胸壁心エコー図検査で血栓や疣腫の存在を否定してはいけない …… 134
- 77 心膜液の量がわずかだからと言って，心タンポナーデを否定してはいけない …… 136
- 78 心膜液はあるかないかを見るだけではいけない …… 137
- 79 肺高血圧例で心房中隔欠損を見逃してはいけない …… 139
- 80 心尖部の壁運動低下例で，心尖部血栓を見逃してはいけない …… 141

- 81 シャントが否定できなければ，マイクロバブルテストの手間を惜しんではいけない ……… 142
- 82 右房内のひも状構造を腫瘍や血栓と間違えてはいけない ……… 144
- 83 房室間溝の脂肪を腫瘍と間違えてはいけない ……… 146
- 84 見た目と合わない Qp/Qs の値をそのまま記載してはいけない ……… 147
- 85 三尖弁が離開している場合は TRPG を鵜呑みにしてはいけない ……… 148
- 86 壁運動異常がないからと言って，虚血を否定してはいけない ……… 149
- 87 診断に迷った場合，負荷心エコー図検査をためらってはいけない ……… 150
- 88 ガイドラインを鵜呑みにしてはいけない ……… 152
- 89 心エコー図検査ですべてがわかると思ってはいけない ……… 154

第6章 レポート記載のオキテ ……… 155

- 90 計測値に意味のない小数点以下を記載してはいけない ……… 156
- 91 オーダーの依頼内容に対する回答がない報告書を作成してはいけない ……… 157
- 92 レポートに誤字があってはいけない ……… 159
- 93 レポートでやたらと略語を使ってはいけない ……… 161
- 94 "Almost normal"を漫然と使ってはいけない ……… 162
- 95 「観察できた範囲では…」を使ってはいけない ……… 163
- 96 診断名を適当な順番で記載してはいけない ……… 164
- 97 異常所見がなくても，「手術に際して問題はありません」と返してはいけない ……… 165
- 98 検査当日にレポートを書かないまま帰ってはいけない ……… 167
- 99 一度直されたことは，二度と同じ間違いをしてはいけない ……… 168
- 100 やりっぱなしの検査ではいけない ……… 169

文献 …………………………………………………………………………………… 170
索引 …………………………………………………………………………………… 174

COLUMN

音中模索 ～ECHOはじめて物語～

第1話	心エコー図と私 ……………………………………………… 15
第2話	組織ドプラ法 ………………………………………………… 36
第3話	Torsion ………………………………………………………… 58
第4話	ポケットエコー ……………………………………………… 71
第5話	負荷心エコー図 ……………………………………………… 75
第6話	Onco-Cardiology：腫瘍循環器学 ………………………… 95
第7話	Point-of-Care 超音波 ……………………………………… 111
第8話	エコーセミナー ……………………………………………… 113

Dr.Kの研究日誌

その1	ヒトはなぜ論文を書くのか ………………………………… 19
その2	論文作成のコツ～直観力～ ………………………………… 33
その3	論文作成のコツ～歴史に学ぼう～ ………………………… 41
その4	What is your statistical analysis software ? …………… 55
その5	「論文の書き方」へのツッコミ …………………………… 125
その6	AI(人工知能)が描くエコーの未来 ………………………… 151

ソノグラファー談義

1	検査士試験対策，試験の前日は飲み会 …………………………… 65
2	どうやって工学，超音波の基礎を勉強するか …………………… 83
3	エコーベッドは専用がいい？ ……………………………………… 91
4	検査技師が博士号を取る意味 ……………………………………… 133
5	センター運営？　仕事の分担 ……………………………………… 143
6	心電図の電極，シール？　クリップ？ …………………………… 164

- ●徳島大学病院超音波センターでの研修を振り返って …………………… 9
- ●徳島大学病院超音波センターで研修して ………………………………… 47

略語一覧

AR	aortic regurgitation	大動脈弁逆流（症）
AS	aortic stenosis	大動脈弁狭窄（症）
EF	(left ventricular) ejection fraction	（左室）駆出率
MR	mitral regurgitation	僧帽弁逆流（症）
MS	mitral stenosis	僧帽弁狭窄（症）
TR	tricuspid regurgitation	三尖弁逆流（症）
TRPG	transtricuspid regurgitation pressure gradient	右室 - 右房圧較差

第 1 章

検査前・検査後のオキテ

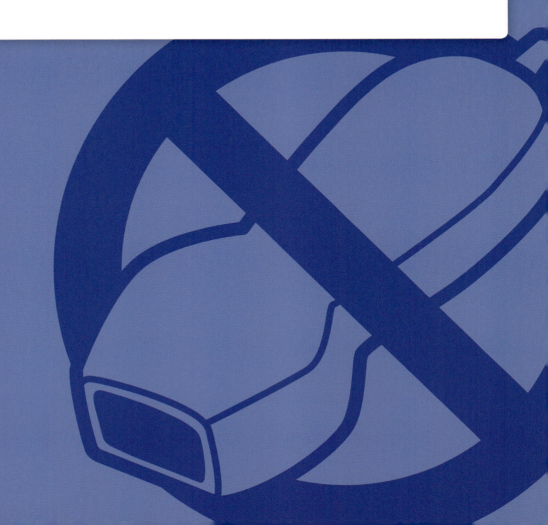

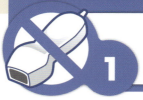

1 超音波診断装置は初期設定のまま使ってはいけない

プリセットの重要性

　美しい画像を記録するためには，装置の調整は欠かせません．しかし，毎回毎回，装置を調整することは大変ですし，時間の無駄です．そこで，重要なのは，対象臓器ごとにきちんとしたプリセットを組んでおくことです．そうすれば，検査のたびに調整する必要がなくなり，ほぼ同じ条件の画像が取得できます．

　使用する検査者によって複数のプリセットが存在すると，それもちょっとややこしいので，検査者全員が納得して使えるプリセットを組んでおき，装置の電源を入れるとその設定で立ち上がるようにしておきましょう（図 1-1）．

工場出荷時の初期設定について

　絵画や写真に好き嫌いがあるように，超音波画像にも人によって好みがあります．工場出荷時の初期設定で得られる画像は，万人受けするように調整されているはずですが，好みに合わないことがあります．最近の超音波診断装置は昔の装置と違い，工場出荷時のままでもよく調整されていることが多いですが，好みに合う画像を出すためにはさまざまな描出条件のパラメータを調整する必要があります．

プリセットの基本

　心臓のサイズを見た目で評価できるよう，施設に複数台の装置がある場合には，すべての装置で心エコー図検査の深度（デプス）を 15 cm に統一するのがよいです．画質の硬さはダイナミックレンジで調整します．心筋は白く，心腔内は黒くというのが基本です．次に，カラードプラの流速レンジは，60～70 cm/sec に設定します．カラーゲインは，ノイズがなくなる最大のゲインがよいとされています．カラーゲインの設定を誤ると，逆流の到達距離などの評価に影響します．

　装置の使い勝手をよくし，検査時間を短縮するためには，計測法のプリセットが重要です．施設でルーチン計測する項目を使いやすい場所に配置したり，必要な計算をさせるようにしたり，不要な項目を削除したり，できるだけ使いやすいように調整します．計測の単位や，有効数字も，レポートの書式と同じように表示されるようにすると，転記ミスを減らすことにもなります．

超音波診断装置は初期設定のまま使ってはいけない？

　新しい超音波診断装置を購入するとメーカーのアプリケーションの方が，数日は立ち会ってくれるはずです．ただ，気に入らないところがあれば，立ち合いの間に調整して，自分の施設のプリセットをつくっておくのがよいです．裏技をお教えしましょう．メーカーの方に，同じ装置を使っている施設を教えてもらいます．その中にエコーで有名な施設があれば，その施設のプリセットを入れてもらうように頼むのです．

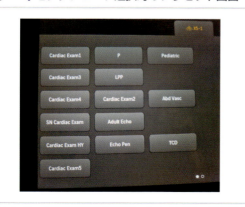

図 1-1 ┃ セクタプローブ選択時のプリセット画面

当センターの超音波診断装置で，セクタプローブを選んだときのプリセット選択画面．SN は西尾専用，HY は山田専用プリセットである．自分専用のプリセットをつくっておけば，いつも同じ条件で検査ができる．

（西尾　進）

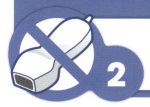

2 爪を伸ばしたままで検査をしてはいけない

患者の信頼を得なければよい検査はできない

　超音波検査は暗い部屋で患者とほぼ二人きりになることが多く，不安を抱えて検査に臨む患者も少なくありません．また，息止めや体位変換など患者の協力を得なくては精度のよい検査が行えません．**患者に安心して検査を受けていただけるような身なりと態度**で検査に臨みましょう．

【タブーなスタイル】
・手指が不潔，爪が伸びている
➡爪で患者を傷つける可能性もある（**図 2-1**）
・頭髪が肩や顔にかかっている
➡抜け落ちた頭髪は不衛生
・検査着が汚れている，フィット感がない
・ジーンズやサンダルを履いている
・過剰な香水，口臭

図 2-1 伸びた爪は凶器

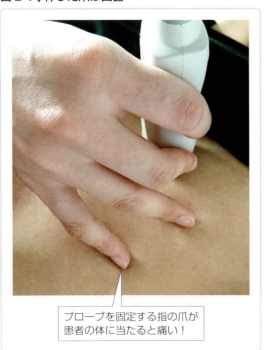

プローブを固定する指の爪が患者の体に当たると痛い！

【理想的なスタイル】
・清潔で動きやすいスクラブを着用（**図 2-2**）
➡一般的な白衣は袖や裾が邪魔になる
・頭髪は清潔に．肩にかかる場合は束ね，後れ毛はピンで留める
・爪は短く切り，指輪や腕時計は外す
・マイ聴診器と心エコーポケットノートを携帯している

Patient first

　見た目のスタイルも大事ですが，患者に接する態度にも気をつけましょう．ときに横柄な態度，乱暴な口きき，手荒な検査を見聞きします．概して若手の技師・医師に多いように思いますが，年上の患者は人生の先輩ですから，どんな方であっても一人の人としてリスペクトする姿勢をもってほしいです．

　検査中にかかってきた院内 PHS に応答するときも，患者に一言断るべきです．検査中に自分のことと関係のない話をダラダラとされるのは，決して気分のよいものではありません．

図 2-2 理想的なスタイル

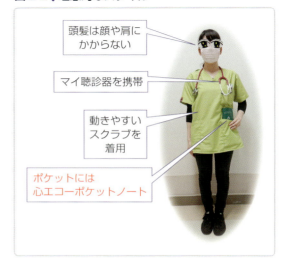

頭髪は顔や肩にかからない
マイ聴診器を携帯
動きやすいスクラブを着用
ポケットには心エコーポケットノート

検査者が感染源になってはいけない

超音波検査では，検査者が直接患者に触れるため，感染対策面でも配慮が必要です．検査者が感染症に罹患していると，免疫抑制剤や抗がん剤で治療中の患者に病原体を媒介してしまう危険性があります．検査者が発熱している場合には，感染症が否定されるまで検査を自粛するべきでしょう．また，医療感染源の多くは手を介して伝搬されると言われています．手指清浄を徹底し，超音波検査装置や検査ベッドの周囲も常に清潔に保たねばなりません[1]（図2-3，表2-1）．アメリカではディスポーザブルの手袋をつけて検査を行っていることが多いと聞きますが，検査時の手袋装着による感染防御のエビデンスは乏しいです．当センターでは，**検査前後の手洗い，あるいは，速乾性アルコール製剤による手指の消毒を推奨**しています．手指消毒の手順は，このホームページを参考にするとよいです（https://med.saraya.com/who/tejun.html）．

プローブは，患者に接触するため，患者から患者へ表在菌を媒介することが知られています．アルコール消毒をすれば，細菌の伝播をかなり予防できます．しかし，プローブによっては，アルコールで消毒すると気化したガスが振動子面のシリコン内部に入り込んで内部の接着層を侵し，音響レンズの劣化を促進することがあります．アルコール消毒が許可されたプローブをつくっているメーカーもありますので，取扱説明書で確認してください．当センターでは，検査後はプローブのゼリーをディスポーザブルのガーゼで拭き取り，心電図や心音図も含めてコード部分は除菌タオルで拭いています．

【手洗い＋アルコール消毒のタイミング】[2]
- 検査の前と後
- 血圧測定，聴診，触診の前と後
- 血液，吐物などに汚染された箇所に触れた後，掃除をした後
- 患者周辺の物品，検査機器，検査室のドアノブやカーテンに触れた後

ポータブルエコーは清潔？

往診が必要な患者は，病室から出せない感染症を患っていたり，逆に易感染状態であったりする場合があり，感染対策に基づいた配慮が必要です（p24 ⓯参照）．検査後には，患者と接触したプローブおよびプローブや心電図のケーブルは清潔にしておきましょう．ケーブルは垂れて床に付かないように整えておきます．往診時に使った聴診器もアルコール綿で拭いておくのがよいです．検者が手袋を使用する場合は，患者ごとに交換し，検査終了後に速やかに廃棄して手袋が感染源にならないようにしましょう．

（山尾雅美）

図2-3 ┃ 病原微生物が検出されやすい手指の部位

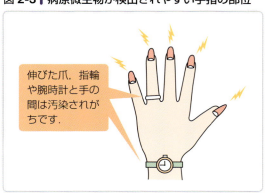

伸びた爪，指輪や腕時計と手の間は汚染されがちです．

表2-1 ┃ 爪の長さと細菌数

爪の長さ（mm）	細菌数（個）	比率
0.5	4,200	1
1.5	53,000	13
2.0	630,000	150
3.0	3,400,000	810

爪が長いと細菌数が指数関数的に増加する．

（文献1より引用）

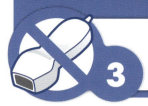

3 フルネームを確認せずに検査を始めてはいけない

当センターの患者確認マニュアル

　当センターでは患者間違いのないように，外来患者に対しては，検査開始時に「確認のため，お名前をおっしゃってください」と声かけをし，**フルネームを名乗ってもらいます**．また，入院患者では，リストバンドでID番号を確認して検査を開始しています．また，装置側のワークリストで患者選択を行う際，同日に同姓同名の患者が予約されていたり，同一患者でも複数領域の検査が予約されている場合（心エコー図検査と腹部エコー検査など）があるため，名前だけでなく必ずIDや検査部位も確認して，患者選択を行っています．

　また，当センターの心エコー図検査は，ダブルチェック体制で行っています（p8 ❺ 参照）．チェックを行う医師・技師が，検査に入る際に，エコー画面上のIDを確認し，患者に「〇〇さんですね．もう少し検査をさせてください」と話しかけることで，患者間違いがないかもダブルチェックしています．

　バーコードリーダを用いる施設もあるでしょう．バーコードリーダで受診票やリストバンドのID情報を装置で読み取れば，用手的な入力を省くことができるので，患者間違いのミスは軽減されます．予算がある施設でしたら，ぜひ導入してください．

患者間違い例

　上記のマニュアルどおりに検査を施行すれば，患者間違いは起こらないはずですが，それでも患者間違いや装置側での患者選択ミスが時々起こります．その大半が，以下に示すような**思い込みや検査前の患者確認の過程を省いてしまったことによるミス**です．

①検査室呼び込み時に〇〇さんと呼んで「はい」と入ってきた患者を〇〇さんと思い検査を施行したら，実際は違う患者であった．
②病棟に〇〇さんの検査をしますと電話をして，病棟から来た患者を〇〇さんと思い検査を施行したら，実際は違う患者であった．
③患者確認後，装置側のワークリストで患者を選択する際，苗字のみを確認し，同姓の違う患者で検査を施行してしまった．
④忙しくて検査終了の操作をし忘れ，次に入った患者情報を入力してから検査を始めたと思ったら，前に検査した患者情報のままで検査をしてしまった．

同じミスを繰り返さないために

　ヒューマンエラーを0にはできません．人間誰しも，何らかの間違いを起こしうるものだからです．反省することも大切ですが，反省だけではなく，再び同じミスを繰り返さないようにするには，なぜそのミスをしてしまったか，どのようにしたらよいかを考え，それを**スタッフ間で共有することが大切**です．そのためには，まず，**間違いが起こりえないシステム**を考えます．そして，間違いが生じたときは，些細なことも**インシデントとして報告**し，報告事項をスタッフミーティングで議題にしています．そのようにして，自分のしたミスを改めて考える機会を持つことは重要です．皆さん，フルネームを確認せずに検査を始めていませんか．その患者，本当に合っていますか．うっかりミスが重大なアクシデントにつながるかもしれませんよ．

（天野里江）

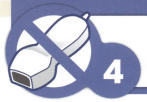

4 前回のレポートを見ずに検査を始めてはいけない

前回レポートの情報は必須

限られた時間内で，見落としのない質の高い心エコー図検査を行うためには，検査前に患者情報を把握しておくことが欠かせません．初回の検査でないのなら，<mark>前回レポートの確認が極めて重要</mark>です．当院での検査に限らず，紹介元の心エコー図検査報告書も確認したいです．心電図は必ず見ていると思いますが（p10 ❻参照），肺がんや縦隔腫瘍，肺血栓塞栓症などでは，心エコー図で観察される範囲に腫瘍や血栓がないか，検査の前に胸部CTで確認しておきましょう（図4-1）．

前回レポートを確認しておくべき理由
①異常所見の確認

異常な計測値，所見があれば，それが今回どうなっているか確認する必要があります．特に局所壁運動異常は，前回異常があった範囲や程度を確認しておかないと，今回の検査で前回と変わらないのか，壁運動異常の範囲が拡がっているのか（病態悪化），あるいは，範囲が狭くなり改善しているのか（病態改善），おそらく依頼者が一番知りたいことが報告できません．

②前回の観察断面，特殊操作の確認

たとえば腫瘍の大きさや，心膜液貯留の貯留量などの断面で，どの時相で，どの部位を記録して計測しているか見ておく必要があります．大動脈弁口血流速波形を右側臥位胸骨右縁から記録している場合など，今回も<mark>同じ方法で血流速波形を記録して比較</mark>しないといけません．

③検査のクオリティ，注意事項などの確認

肥満で記録が困難であった例は今回はハイエンドの装置で検査する，周波数が低いプローブのある装置で検査する，研修生には当てない，など気を配ることができます．また，ギャッジアップで観察，左側臥位が困難，排尿回数が多い，など前回の検査状況は，検査を始める前の事前情報として大事です．

④検査装置の選択

経過観察をしている稀な症例であれば，症例報告することを念頭に，<mark>前回と同じ装置を選びます</mark>（図4-2）．また，化学療法関連心筋障害で，前回平均長軸方向ストレイン（global longitudinal strain：GLS）を計測していれば，ストレイン計測値の装置間差を鑑みて同じ装置を選びます．

⑤検査の的を絞るため

前回フルスタディを行った患者の短期間の経過観察であれば，フルスタディを行う必要がないことが多いです．技師だけの判断では難しいかもしれませんが，検査が混んでいるときには，医師と相談し，Point-of-Care 超音波検査に切り替えて

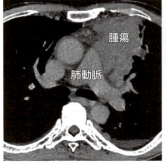

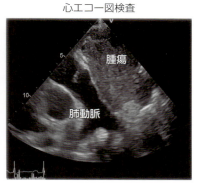

図4-1 事前にCTを確認することで描出できた縦隔腫瘤

縦隔腫瘤は，通常のルーチン検査では観察しない肺動脈の前上方にある．事前に腫瘤が存在することを知っていたので，スキャンして確認できた．

時間を節約することもあります．

前回のエコー画像を見ておく

血栓サイズや局所壁運動異常は，**前回の動画や静止画を目で見て確認しておく**ことが重要です．そして，左室径や腫瘍のサイズ，血流速波形などに変化がある場合，可能な限り，前回の記録と同じ装置，同じ設定（デプス，ゲイン，速度レンジ，ベースライン，レイアウトなど）で記録します（**図4-3**）．こうすると，第三者が見ても納得してもらえるような画像となります．学会発表や論文に掲載するときにも美しいです．

レポートを見ないまま検査を始めてはいけない

前回のレポートを確認しないまま検査を実施すると，前回指摘されていた異常所見を見逃してしまい，患者が帰って報告書を書くときに以前の記録を見て，「あ～！」と，後悔することがあります．**検査のレポートは，依頼医の疑問に答えるメッセージですが，同時に，この患者を次に検査する技師，医師にあてた大切なメッセージ**です．前回レポートがある場合には，必ずその情報を把握したうえで検査を行い，今回のレポートには前回と比較したコメントを必ず記載して，「次に伝える」義務があります．

（平田有紀奈）

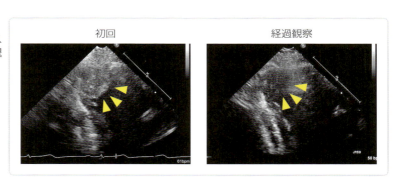

図4-2 ｜ 心尖部血栓の経過観察
同じ機種，同じ断面，同じデプスで記録されており，血栓がやや退縮していることがよくわかる．

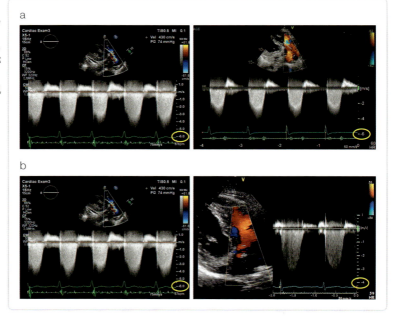

図4-3 ｜ 経過観察のドプラ波形
a：三尖弁逆流血流速波形を記録した装置は異なるが，レイアウト，ベースライン，速度レンジが合っているので，並べたときに変化が一目瞭然である．
b：速度レンジが異なるため，一見変化がないように見えてしまう．

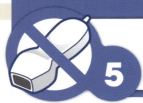

5 紹介元のレポート，前回のレポートの結果を鵜呑みにしてはいけない

○○医院○○先生の取ったエコーの結果は間違いなし !?

　基本的には間違いないと思います．ただ「弘法にも筆の誤り」があるように，**パーフェクトではないときもあることをお忘れなく**．しかもその先生が実際にエコーを見ているのかどうかもわかりません．心臓腫瘍で紹介をいただき，当日中に経食道心エコーも必要かな，などと議論を交わしていましたが，蓋を開けてみたら腫瘍ではなくて心外膜下脂肪などということもありました．そのほか，左室壁運動異常があったりなかったり，前医では指摘されていない大動脈二尖弁が見つかったこともあります．肺高血圧と紹介されてきたら，ファロー（Fallot）四徴症の術後で肺動脈狭窄だったり，いろいろ挙げればきりがありません．

ダブルチェックシステムとはいうものの…

　当センターの心エコー図検査は，研修生や研修医，新人検査技師が検査を行った後，その日の心エコー担当医師か上級技師がチェックを行うシステムになっています．新人さんならチェックの先生が全部取り直して，細かく指導してもらえるという至れり尽くせりのサービスです．ある程度できるようになったら部分的にチェックしてもらって間違い，見落としがないか確認してもらうようになっています．検査者が記載したレポートは，チェックした医師や技師が確認し，承認することによって電子カルテで閲覧ができるようになります．技師が記録した画像データを見てレポートの承認を行う施設も多いと思いますが，当センターでは，チェック担当者が必ず患者のスキャンをしています．

　チェックする医師や技師によって，レポートをどこまで確認しているかが異なります．各計測値を細かく 1.0 mm 単位までチェックする先生から，最初のコメントだけをざっくりと確認される先生までさまざまです．ですから，数値の入力ミスや，計測単位の誤り，左房径と大動脈径が入れ替わるミス，スペル**ミスなどが見逃されてしまうことがしばしば**あります．

　また，当センターのダブルチェックシステムでは，上級技師がチェックをして，その日の当番医師が承認をしていることもあります．その場合，承認を行った医師はレポートの内容を確認するだけで，実際のエコー画像まで確認していないことがあります．ですから，診断医のところに名前が入っていたとしても，その先生がすべて見ているわけではないですから，そのレポートには絶対に間違いはないだろうと過信してはいけません．

前回値との比較は必須

　以前に心エコー図検査を施行したことがあるのなら，必ず比較を行い，各種計測値に変化があるかどうか検討し，その結果をレポートに記載しないといけません（p6 ❹参照）．今回の計測値が前回と比較して変化していた場合，「前回と比べて左房サイズが拡大しています」と，客観的な事実を記載するのはもちろんですが，**なぜそうなったのかを考えるのが検査に携わる者の務め**です．考えるのは検査を依頼した医師の仕事で，技師は計測だけして報告すればよい，という施設があると聞きますが，当センターではそれは許されません．

　たとえば，計測した左房サイズが前回より大きくなっていたとき，高血圧性心疾患や収縮不全心であれば自然経過で説明できるかもしれません．しかし，もしかしたら僧帽弁逆流（MR）が増悪しているのかもしれません．あるいは，今回の計測あるいは前回の計測が正しくできていないという可能性もありますし，さらに，数値の記載ミスと

いうこともありえます．そのようなミスをなくす意味でも，前回値と変化がある計測値については，その理由を考えるクセをつけていただきたいです．エコーを撮るときは常に曇りなき眼で見定めたいものです．

考えながら撮る

さらにいうと，本来なら，この検査値の変化は検査中に把握するべきです．たとえば上述の左房拡大ですが，検査中であれば，左室拡張不全が進行したのか，MR が増えたのか，それとも，もしかしたら前回はきちんと測れていないのかな，と断面を変えたり，計測し直せるからです．もちろん，保存した画像データから再計測することはできますが，見たい断面が保存されていないこともあります．また，前回との比較で初めて気づく所見もあります．したがって，紹介元や前回の検査レポートを必ず手元に置いて検査をするのがよいです．当センターでは，前回値がある場合にはそのレポートと直近の心電図を，技師や看護師がプリントアウトしてくれています（図 5-1）．その手間を無駄にしないように．

（高川由利子）

図 5-1 ┃ 検査の準備物

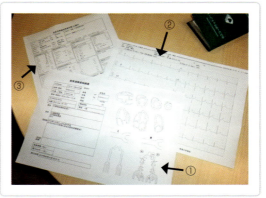

あらかじめ，①超音波検査依頼票，②心電図，③前回レポートを印刷して準備しておく．検査依頼票は，左に電子カルテから抽出した患者情報や依頼情報が印刷され，右は検査をしながらメモができるスペースになっている．

徳島大学病院超音波センターでの研修を振り返って

翔南病院検査科臨床検査技師　**原國　督**
徳島大学病院超音波センター研修：2014.4.1 〜 2015.3.31

　私は 2014 年 4 月から 1 年間，心・血管エコー修得プログラムの一期生として，徳島大学病院超音波センターで研修をさせていただきました．沖縄から遠く離れて単身で，しかも職場を休職するという決断はなかなか苦しいものでしたが，好きでたまらない超音波検査をとことん学びたい気持ちが勝り，徳島の地を踏むことにしました．

　研修では，実際に心臓超音波検査を施行し，超音波専門医からダブルチェックを受け，所見に対してのディスカッション，検査報告書作成の指導をいただきました．また，毎週循環器内科のカンファレンスや症例検討会，院内外の研修会にも参加させていただきました．さらに研究活動やスライド作成の経験がなかった私に学会や研究会で発表する機会を設けてくださいました．そして，研修期間中に超音波検査士認定試験（心臓領域）を受験し，無事合格することができました．

　研修で超音波検査を学んだことと先生方との出会いは，私の財産となり人生を変えました．研修に送り出してくれた職場，受け入れてくれた徳島大学病院それぞれに恩返しできるよう，これからも研鑽を積んでいきたいと思います．

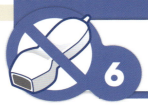

6 心電図を見ずに検査を始めてはいけない

心電図を見ていれば見落とさない

　心電図が得意とすること，心エコー図が得意とすること，聴診が得意とすることは，疾患や病態によって異なります．たとえば，心尖部肥大型心筋症．心電図では巨大陰性T波が出現します．心エコー図検査の前に心電図を見ておくと，まず見落とすことはないでしょう．しかし，心電図を見ずに検査を始めると，まず傍胸骨左室長軸断面では心尖部は映りません．心尖部アプローチでも，比較的軽度の壁肥厚は見にいかないと見えません．左室の壁肥厚なしと返事して，心電図と合わないので再検してくれと言われたことはありませんか．再検したら心尖部が厚かったという経験はありませんか．心電図を見ていたら，こんなミスはなかったはずです．

心電図がない心エコー図検査は受け入れない

　当センターでは，検査の準備の段階で12誘導心電図を確認し，プリントアウトします．心電図が記録されていない場合は，依頼医に連絡して，心電図検査をオーダーしてもらいます．そもそも，心電図を見もしないで心エコー図検査を依頼してくる医師がよくないとは思いますが，もちろん，そんなことには触れないで，丁寧にお願いするようにしています（それでも時々怒り返す医者がいて技師を困らせます）．

　心電図の所見は，上記のように心エコー図検査の見落としをなくすことに貢献するだけでなく，異常所見があれば検査の的が絞られます．また，心エコー図と合わせることで診断に近づくこともあります．完全房室ブロック，急性冠症候群など，心エコー図検査をする前にパニック所見が発見でき，安全な検査にもつながります．

心エコー図検査と心電図の切っても切れない関係

　心電図で異常所見を見つけたとき，心エコー図検査で気にすべき疾患，病態を**表6-1**（**図6-1**〜**6-3**）に示します．

（西尾　進）

表6-1｜心電図所見から疑われる心エコー図所見

心電図所見	心エコー図検査で気にすること
巨大陰性T波や左室高電位	心尖部肥大型心筋症（図6-1）
前胸部誘導のQ波とST上昇	虚血性心尖部瘤（図6-2）
低電位，左軸偏位，胸部誘導のpoor R	心アミロイドーシス（左室肥大，図6-3）
胸部誘導の陰性T波，短期間での心電図変化	たこつぼ型心筋症（冠動脈の走行と一致しない壁運動異常）
不完全右脚ブロック	心房中隔欠損症
WPW症候群	エプスタイン（Ebstein）病

図 6-1 | 心尖部肥大型心筋症

心電図の左側胸部誘導で巨大陰性T波を認め，心エコー図では心尖部の肥大が確認された．

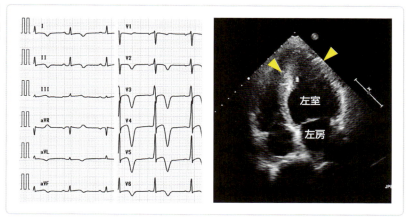

図 6-2 | 陳旧性心筋梗塞の心尖部瘤

心電図ではV2〜6誘導に異常Q波と陰性T波が見られ，心エコー図で心尖部瘤が確認された．

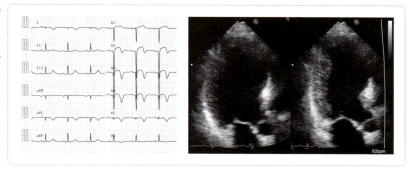

図 6-3 | 心アミロイドーシス

左室肥大があり，心電図で低電位であることから，心アミロイドーシスが疑われた．

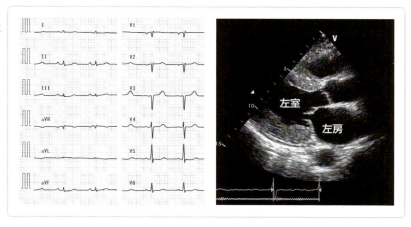

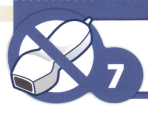

7 聴診をせずに検査を始めてはいけない

聴診と心エコー図検査はセット

「心エコー図検査をやったから聴診は不要」と言う循環器内科医は、間違っています。確かに、心エコー図検査の普及によって、聴診の重要性が薄れ、聴診が苦手という循環器専門医が増えています。しかし、心エコー図検査をするには、聴診ができることが必須です[3]。当センターでは、医師はもちろん、**ソノグラファーにも検査前の聴診を義務づけています**（図7-1）。そして、心エコー図検査のレポートには聴診所見を記載する欄があります。

聴診は，検査の焦点を絞る

心雑音の最強点は，病変（音源）から体の中を通過した音の出口です．出口にプローブを当てて，超音波でその道を逆にたどれば，病変に当たります．すなわち，エコーで病変が描出できます．"マニュアルどおりの検査"では，ルーチンの手順どおりに決められた断面を描出しながら，観察，記録，計測していくことにより異常所見を見つけます．しかし，慣れてくれば，**雑音の最強点にプローブを当てて病変を検出**し，それに付随する所見や，その重症度に関連する計測を素早く行うことができるようになると効率が上がります．また，たとえ，患者の具合が悪くなったり，装置の調子が悪くなったりして検査の中断を余儀なくされる状況でも，短時間で検査目的が達成できます．

聴診は，所見の見落としを防ぐ

たとえば、動脈管開存は通常ルーチンで行う観察手順では検出することが困難で、見落とす可能性がある疾患です．しかし、本疾患では、特徴的な連続性雑音を聴取しますので、聴診をしていれば、その原因を探しにいくため、見落とすことがありません（図7-2）．ほかにも冠動脈瘻や、偏位した弁逆流、左室流出路狭窄、肺動脈狭窄など，**聴診しておけば見落としを防ぐことができます**．

聴診は，弁膜症の重症度評価に役立つ

弁膜症の重症度判定は心エコー図検査が得意とする分野ですが、ときに判断を誤ったり、評価が難しいことがあります．たとえば、撮り切れていない大動脈弁口血流速度の最高速度で判断して、大動脈弁狭窄（AS）の重症度を過小評価してしまうことがあります．一般的に心尖部で高音の楽音様雑音を聴取する場合は、中等度以上のASと考えられ、この雑音を聴取したにもかかわらずエコーで軽度のASと評価した場合は、ドプラ波形

図 7-1 ▍当センターの聴診器

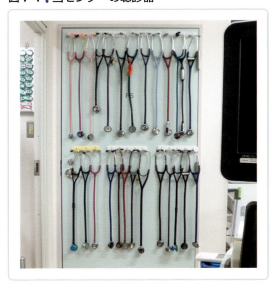

当センターで心エコー図検査に携わるスタッフは，全員聴診器を持っている．聴診に夢中になるといろいろな聴診器を試したくなるので，一人で何本もの聴診器を持っている医師もいて，今では聴診器の見本市ができるほどになった．空冷ファンの音が大きい装置は電源を切って聴診をするのが理想的だが，いちいち装置の電源を切ったり入れたりはできない．そういうときは，アンプで音を増幅できる電子聴診器が便利．

を撮り直したり，右傍胸骨アプローチに変えて評価をし直すことで，過小評価を防ぐことができます．また，Ⅲ音を伴うMR，Levine 3/6度以上の汎拡張期雑音を聴取する大動脈弁逆流(AR)はいずれも中等度以上ですから，そのような聴診所見にもかかわらず，心エコー図検査で軽度と判断される場合には，カラードプラ法の速度レンジやゲインなど装置の設定を確認したり，別のアプローチ(ときには経食道心エコー図検査)で評価してその原因を探ることで，エコー診断の間違いに気づくことが少なくありません．

Ⅲ音，Ⅳ音は，心不全の診断に役立つ

心不全のエコー診断には，左房圧が上昇しているかどうかの判定が重要で，僧帽弁口血流速波形のパターン分類や，ガイドラインのアルゴリズムに従って拡張不全の重症度を評価することでその判定を行います．しかし，実臨床ではその判断に悩むことをしばしば経験します．そんなとき，Ⅲ音，Ⅳ音を伴う奔馬調律を聴取していれば，心エコー図検査をしなくても左房圧が上昇していることがわかります．

日々の診療で診察のたびに心エコー図検査を行うことはまず無理ですが，聴診なら毎回行えます．ある日，前回まで聴取していなかったⅢ音が聴こえたら，心不全を疑って，心エコー図検査を行うべきです．このように，聴診は，心エコー図検査を施行するきっかけにもなりえます．

Ⅲ音，Ⅳ音を聴くコツ

Ⅲ音，Ⅳ音は，低音で音量が小さく非常に聴取するのが難しい過剰心音です．そのため，努力して聴こうと思わなければ聴取できません．音を聴くというより，鼓膜の振動を感知するというイメージです．コツとしては，収縮期や拡張期の雑音を聴取した後，心尖部にベル型聴診器をそっと当て，Ⅲ音とⅣ音を別々に探しながら聴きます．僧帽弁口血流速波形が偽正常化パターンあるいは拘束型パターンで，E波高が1.5 m/s以上であれば，たいていⅢ音を聴取します．また，Ⅳ音は聴くより触れろと言われることがあります．つまり，Ⅳ音は心尖拍動のA波として触れることができ，心尖拍動がダブルインパルス(1心周期に2回触れる)であればそれはⅣ音を触知したことになります．

（林　修司）

図 7-2 | 連続性雑音をきたす代表的な疾患

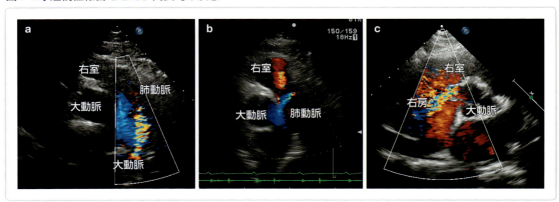

いずれも大動脈基部レベル短軸像断面．
a：動脈管開存．大動脈から肺動脈への血流シグナルが認められる．
b：冠動脈瘻．冠動脈から肺動脈へ流入する血流シグナルが認められる．
c：Valsalva洞破裂．Valsalva洞から右房に流入する血流シグナルが認められる．

8 身長，体重を測らずに検査をしてはいけない

体表面積で補正する

小柄な人と大柄な人では心臓のサイズが異なるのが当たり前です．図8-1に示す体表面積（body surface area：BSA）[4,5]で補正することで，**どんな体格の患者でも同じ基準を用いて評価できます**．BSAで補正する心エコー図指標を表8-1に示します．たとえば，左室拡張末期容積もBSAで補正した左室拡張末期容積係数で評価することが推奨されています．体表面積で補正することで体格に関係なく，この左室は大きい，小さいと考えることができます．

肥満は万病のもと

検査の前に，体重指数（body mass index：BMI）を評価することで，患者がどの程度の肥満であるかが把握できます（表8-2）[6]．**高度の肥満であれば，潜在するリスクをふまえて慎重に評価**します．糖尿病であれば左室拡張能の低下，高血圧であれば左室肥大，リスクが重複していれば心筋虚血による局所壁運動異常などを念頭において検査を進めます．

体重の増減は経過を見るうえで重要な指標

当センターでは，**検査前に全例で，身長・体重・血圧の測定を行っています**（ベッドやストレッチャーで搬送される場合を除く）．特に，体重の増減は心不全の臨床経過を判断するうえで，非常に重要な指標の一つです．たとえば，心不全例で利尿薬が投与されていれば，体重が減少しているかどうかは治療効果を判定するよい指標になります．心不全の経過を追っている患者では，前回退院時の体重と比較することで，うっ血の程度が把握できます．前回と比べて体重が増えていれば，下大静脈が拡大，拡張不全の重症度が進行，三尖弁逆流（TR）血流速波形の最高速度が増加していることなどを予想しながら検査に臨みます．

（鳥居裕太）

図8-1 | 体表面積（BSA）と体重指数（BMI）の計算式

■ body surface area（BSA）の計算式

藤本式
$$BSA = 0.008883 \times 体重(kg)^{0.444} \times 身長(m)^{0.663}$$

DuBois式
$$BSA = 0.007184 \times 体重(kg)^{0.425} \times 身長(m)^{0.725}$$

■ body mass index（BMI）の計算式

$$BMI = \frac{体重(kg)}{身長(m) \times 身長(m)}$$

表8-1 | BSAで補正する心エコー図指標

左房容積
左室拡張末期径
左室収縮末期径
左室拡張末期容積
左室収縮末期容積
1回拍出量
左室心筋重量
右室拡張末期面積
右室収縮末期面積

表8-2 | 肥満の判定基準 （日本肥満学会）

BMI	判定	WHO基準
< 18.5	低体重	Underweight
18.5 ≦ ～ < 25	普通体重	Normal range
25 ≦ ～ < 30	肥満1度	Pre obese
30 ≦ ～ < 35	肥満2度	Obese class I
35 ≦ ～ < 40	肥満3度	Obese class II
40 ≦	肥満4度	Obese class III

（文献6より引用）

音中模索 〜ECHOはじめて物語〜 第1話

心エコー図と私

　大学入試の健診で，僧帽弁逸脱と診断された．徳島大学医学部では，剣道部に入っていたが，福田信夫先生が僕の心音図を見ながら，「汎収縮期雑音だから予後不良，剣道は辞めときぃ」と言われるので部活は辞めた．当時の徳島大学心エコーグループは大木　崇先生がリーダーで，僧帽弁逸脱の研究をしていたため，被験者としてよくエコー室に呼ばれ，検査の後はご飯をごちそうになった．進路の相談に行くと，「卒業したら自分でエコーしぃよ」と言われ，心エコーグループのある第二内科に入局した．

　父親は産婦人科医として開業していたが，僕が大学2年生のときゴルフのプレー中に急逝した．ヘビースモーカーだった．おかげで，山田医院の跡継ぎという足かせが外れ，好きなことができる環境になった．大木先生は教授選を控えていて，JASEに毎月1本論文が掲載され，AHAで座長をされたり，飛ぶ鳥を落とす勢いだったが，その裏で僕たち大学院生は研究と臨床で本当に寝る間もなく働いていた．そうやって，半ば強制的に心エコー図の研究をさせられていたが，学会で他の大学の先生方と会うことは楽しかった．学会発表の夜の飲み会という名の懺悔室でどんなにののしられても，心エコー図が嫌いにならなかったのは今でも不思議だ．大木先生は残念ながら大学を去り，僕はクリーブランドクリニックに留学した．苦労も多かったが，人生の中で家族と一緒にすごす時間が最も長い，楽しい研究留学生活であった．

　帰国後，僕ができることは心エコー図だけになっていた．そして，循環器内科が独立し，東大からやって来られた佐田政隆先生が教授になられた．佐田先生のおかげで，血管にも興味を持つようになり仕事の幅が広がった．血管エコーの開拓者である松尾　汎先生と出会い，一緒にエコー淡路という心血管エコーのセミナーをするようになった．そこでまた，多くの医師や技師と知り合い，エコー仲間が増えていった．

　徳島大学病院に立ち上げた超音波センターでは，少しずつ技師さんの数を増やし，装置を買い足していった．研修生をとったり，研修医を受け入れたり，教育にも力を入れた．楠瀬賢也先生をはじめ，本書を執筆している医師や技師といっしょに仕事をする楽しい日々であった．心エコー図しか手に職がなく，教育やアカデミックなことも続けたい僕にとって，大学病院が唯一の仕事場ともいえる．留学前からつき合いのあった知人が始めたUS-Leadといっしょに心血管エコーのセミナーを開くようになった．エコー淡路，瀬戸内エコーセミナー，KYUSHU心血管超音波セミナーを定期的に開催している．

　2017年，そろそろ現場から身を引こうと，技師を育てる保健学科の教授になろうとしたが失敗．途方に暮れていたところ，循環器内科医が不在の市民病院をなんとかしたい高松市が寄付講座を開設し，その特任教授に収まった．実は，「循環器超音波医学」という講座にしたかったのだが，反対されて，「地域循環器内科学」となった．

（山田博胤）

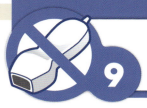

血圧を測定せずに検査をしてはいけない

心エコー図検査に血圧は必須

　当センターでは，心エコー図検査を始める前に，**身長，体重の測定に加え，必ず血圧，脈拍を測定**します．入院患者の場合は，病棟に呼び出しをかけるときに，「身長，体重と，一番最近の脈拍，血圧のメモを持ってきてください」とお願いしています．そして，これらのデータは，検査レポートにも記載します．

　検査前の血圧が高かった場合，「家での血圧はどうですか．高血圧のお薬は飲まれていますか」と聞きます．普段の血圧と乖離しているときには，検査後にも血圧を測ります．検査前は，緊張していたり，外来から歩いてきたばかりだったりで，一時的に血圧が上昇していることがあるためです．

検査の安全を確保するため

　血圧を測る理由の一つは，患者の状態を把握することにあります．低血圧でショックに近いような状態のままで，ルーチン的に検査をするのは勧められません．**収縮期血圧が 80 mmHg を下回っているような場合には，検査に入る前に医師に声をかけておく**のがよいです．逆に高血圧で，収縮期血圧が 180 mmHg を超えているような場合も，普段の血圧や症状を聞いてみて，普段から高めであるという方ならまず問題ないでしょうが，普段は正常血圧という方は，無症状であっても医師に伝えておきましょう．

　カテコラミンなど，血行動態維持のための持続静注をされている患者が検査室に来られた場合は（原則，このような方は往診で検査をしますが），入室時だけでなく，検査中も血圧をモニタリングします．

高血圧性心疾患

　①左室肥大，②左房拡大，③左室弛緩異常，そして，④高血圧の既往があれば，高血圧性心疾患と診断できます．高血圧性心疾患と診断するには，高血圧の既往が必要ですが，検査依頼のコメントに書かれていないこともしばしばあります．このようなエコー所見があったとき，検査時の血圧が高ければ，確認する必要もなく高血圧の影響が考えられますし，検査時の血圧が正常であれば，「高血圧のお薬を飲んでいますか」と患者にお伺いすることで確認ができます．高血圧の患者は病識があまりないことも多いのですが，このようなやり取りをしていると，患者も高血圧の影響が心臓に現れていることを認識するので，内服のアドヒアランスが高まったり，減塩などの食事療法あるいは運動療法のモチベーションになります．これは，**検査技師でもできる治療介入**ですから，ぜひやってみてください．ちなみに，頸動脈エコー検査でプラークの写真を見てもらうのも，薬物療法の継続に大きな影響があります．逆に，左室肥大や左房拡大の所見があるのに，検査時の血圧が正常で，降圧薬も内服していないというような場合には，肥大型心筋症など高血圧性心疾患以外の病態も念頭に検査を進めなければなりません．

高血圧が血行動態に及ぼす影響

　フラミンガム（Framingham）研究において，心不全を発症した患者の 91％ で高血圧が先行していました[7]．また，血圧が高い，すなわち後負荷が増大した状態では一回拍出量が低下します．一回拍出量が低下すると，代償的に前負荷が増大し，左室拡張末期容積の増加，左室充満圧の上昇を招きます．正常心では多少血圧が上昇しても，代償されて心不全が生じることは少ないのですが，収縮不全心では代償機転が破綻しやすく，左

室充満圧が著明に上昇し，うっ血性心不全が顕在化します．このような病態は，後負荷不適合（afterload mismatch）と呼ばれています．

また，急性心不全では来院時収縮期血圧が予後因子になることから，来院時収縮期血圧により心不全を分類するクリニカルシナリオ（clinical scenario：CS）という考え方がよく用いられます．これは1分1秒を争う救急の場面で患者をトリアージするために用いられている分類法です．つまり，心エコー図検査の所見は加味されていません．クリニカルシナリオは，病態に応じた初期対応を迅速に開始できる利点がありますが，血圧と左室駆出率（EF）の相関性は乏しいという報告もあり[8]，少し落ち着いたら心エコー図検査で病態を評価することが大切です．

少し話がそれてしまいましたが，要は，**検査時に著明な高血圧で，僧帽弁口血流速波形が偽正常化パターンで肺高血圧を認めるような場合，EFが保たれていたとしても，後負荷不適合による心不全の状態である**，という考察ができます．この場合，病態の理解には血圧の情報が必須であり，検査時の血圧を知らなければ病態の把握ができません．

MRの重症度は血圧に影響される

また，MRの重症度は血圧に影響されます．たとえば，前回Levine 2/4度であったMRが今回3/4度になっていた場合，腱索がもう一本切れたのか，僧帽弁の器質的病変が進行したことがまず考えられます．しかし，前回の検査時の血圧が120/80 mmHgで，今回の検査時の血圧が170/90 mmHgだったらどうでしょう．MRの増悪は高血圧が原因の可能性があります．このような場合，適切な降圧を行い，**血圧が正常化した状態で重症度を再評価**します．

高血圧による心不全増悪によりMRが増悪した例を示します（**図9-1a**）．本例では，血圧管理を含めた薬物治療を行うと，心不全は改善し，MRも減少しました（**図9-1b**）．検査時の血圧が，心エコー図検査による心機能の評価に重要であるということがよくわかるケースです．特に，機能性MRは，血圧に大きく影響を受けます．

ARの重症度は，拡張期血圧でわかる

ARの重症例では，左室からの一回拍出量が増大して収縮期血圧が上昇し，拡張期には引き潮の如く逆流してしまうために拡張期血圧が低下します．このために拍動に合わせて首が揺れる現象は，ド・ミュッセ（de Musset）徴候として知られています．血圧が150/50 mmHgなどと**拡張期血圧が低くて脈圧が大きければ，それだけで重度AR**を予想することができます（p124 [70]参照）．

（藤原美佳）

図9-1 ▎血圧によるMRの変化
a：高血圧により心不全を発症したときの四腔断面．カラードプラ像．
b：心不全治療後の同画像．

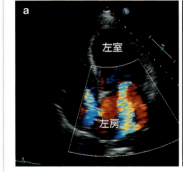
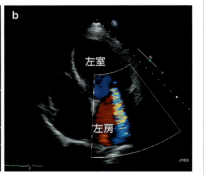

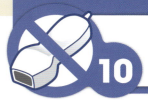

10 患者が退出する前に，データが保存されているか確認しないといけない

当センターのルーチン検査項目

当センターのルーチン検査で行う観察ポイント，保存する画像，計測項目を表10-1に示します．何の異常も認めない場合や，左室弛緩異常だけを認める場合には，このような流れで検査をしています．市中病院の検査と比べると，観察断面，計測項目が多いです．これは，研修生，研修医などの教育のため，また，さまざまな臨床研究に用いるデータを収集するためです．今後，GLSもルーチンで計測するようになるかもしれませんが，今のところは必要な患者のみで計測をしています．

検査終了時のレビュー

計測項目が大変多いため，撮像する順番を決めて検査をしないと，終了後に画像がないことに気づくことがあります．観察していても保存を忘れていたり，キャプチャーをしたと思っていても心電図同期がうまくいかずに心周期にわたる動画が

表10-1 当センターにおけるルーチン心エコー図検査

異常所見を認めない場合の検査手順

	観察断面	保存する画像	計測
1	傍胸骨左室長軸断面 （Mモード法）	①左室Mモード図 ②僧帽弁Mモード図 ③大動脈-左房Mモード図	左室径，壁厚 Valsalva洞径，左房径
2	傍胸骨左室長軸断面 （Bモード法，カラードプラ法）	傍胸骨左室長軸断面（収縮末期，拡張末期）	左室流出路径 （左室径）
3	傍胸骨短軸断面 大動脈弁レベル～心尖部レベルまで	傍胸骨短軸断面（収縮末期，拡張末期） ①乳頭筋レベル ②大動脈弁レベル	
4	右室流入路断面 （Bモード，カラードプラ法）	三尖弁逆流血流速波形	最高速度
5	右室流出路断面 （Bモード，カラードプラ法）	右室流出路血流速波形	最高速度
6	心尖部長軸断面 （Bモード，カラードプラ法）	心尖部長軸断面（収縮末期，拡張末期） 左室流出路血流速波形 大動脈弁口血流速波形 僧帽弁口血流速波形	 最高速度，VTI 最高速度 E, A, Dct
7	心尖部四腔断面 （Bモード，カラードプラ法）	心尖部四腔断面（収縮末期，拡張末期） 肺静脈血流速波形	LVEDV, LVESV 左房容積 S, D, (PVA)
8	心尖部二腔断面 （Bモード，カラードプラ法）	心尖部二腔断面（収縮末期，拡張末期）	LVEDV, LVESV 左房容積
9	心尖部四腔断面 （組織ドプラ法） （Mモード法）	僧帽弁輪運動速波形 三尖弁輪運動速波形 三尖弁輪運動	Sep, Latの各s´1, s´2, e´, a´ s´, e´, a´ TAPSE
10	右室焦点四腔断面	（拡大している場合のみ撮像）	(FAC)
11	心窩部アプローチ	下大静脈長軸断面 下大静脈短軸断面 心窩部四腔断面（観察のみ）	下大静脈径

記録されていなかったりすることもあります．診断のために必要な画像を撮り忘れた場合には，患者に再度来ていただいて，再検査が必要になります（その場合，インシデント報告が必要です）．

検査者は，各々検査の道筋を決めており，撮り忘れがないようにしていますが，気になる所見があってその道を一度それると，計測項目のとりこぼしが発生する傾向にあります．そのため，全例で**検査終了前に必ず画像データを確認し，とりこぼしがないことを確認してから，検査を終了**しています．ちなみに，心エコー図学会の専門技師の実技試験では，検査終了時に画像のレビューをして，「必要な画像は全部保存されています」と申告しなければ減点されます．受験される方は，注意してください．

（天野里江）

Dr.Kの研究日誌　その1　ヒトはなぜ論文を書くのか

2018年に内科学雑誌に「論文の書き方・書かせ方」を寄稿し，いくつかの反響もいただきました．しかし，そもそも論文はなぜ書く必要があるのでしょうか．その質問については，ヒトの欲求について分析したマズローの欲求五段階説に基づいて考えると，答えが見えてくる気がします．

マズローの欲求五段階説のうち，論文を書くということはおそらく，「所属と愛の欲求」，「承認の欲求」，「自己実現の欲求」などの高次な欲求を満たすためのように思います．たとえば論文を書こうとすることで，所属する研究機関からの必要性が満たされ，研究をする同僚との仲間意識も芽生えてきます．論文が完成すれば，世界中の人からその内容が吟味され，さまざまな意見交換をする機会ができ，その領域の研究者から認められるようになってきます．そして，論文をもとに自分にしかできないことを探し，実現していくことで，自己実現の欲求を満たすことができるでしょう．

一方で，論文自体の採択も別に神様が決めているわけではなく，世界中の一握りの研究者達のコミュニティで決められている現状があります．論文を書くことは，医療という完成されていない領域の進歩のためという意味でたいへん重要ですが，上記のように考えるとヒトが論文を書く理由は「自己実現のため」という極めてselfishな理由が一番な気がします．そんなこんなで論文を書くことは，とてもヒトらしい行動の一つだなと思う今日この頃です．

（楠瀬賢也）

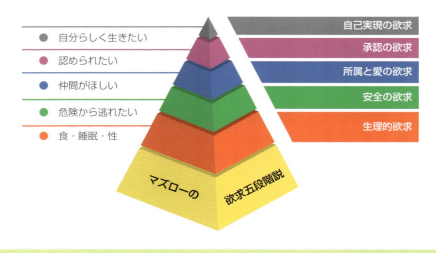

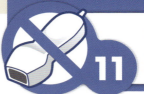

11 検査が終わったら，プローブのゼリーを拭き取らないといけない

かわいそうな超音波装置

　救急外来，病棟に行くと，心電図やプローブのケーブルが絡まったまま放置された超音波装置を見かけることがあります．そして，プローブの接地面（音響レンズ）にはたいてい白い粉が吹いています（図11-1）．これは検査時に使用したゼリーが長時間放置されていたことで出現するもので，エコーゼリー内に含まれる水分（＞90％）以外の成分の残りかすです．

長時間プローブゼリーが付着したままの問題点

　各メーカーのプローブの説明書きには，「プローブが変性する恐れがあるためゼリーを付着したまま長時間放置しないこと」と記載されています．ゼリーを付けたままにしておくと音響レンズの表面の素材が劣化して，画質が低下しますし，プローブの寿命を縮めることになります．プローブを介して表在菌は伝搬し，ゼリーを放置しておくとゼリー内で細菌が増殖し感染症を発症させてしまったという報告もあります[9]．

プローブのゼリーを拭き取らなくてはいけないもう一つの理由

　病棟や集中治療室で，研修医が検査をすると，プローブのゼリーを拭き取ることなど，念頭にもないことが多いです．超音波検査をこよなく愛する本書の読者には，プローブにゼリーを付着させたまま長時間放置してプローブの寿命を縮めるような行為をするなど無縁の話でしょう．検査終了後にプローブのゼリーを拭き取るのは，次に使う人に不快な気持ちを与えないためでもあります．次に使う人が，気持ちよく検査に入れるようにベッド周りの整頓，点検は大切な作業であり，次に使う検査者への思いやりです．

当センターでの取り組み

　当センターでは，研修生や研修医に対し，検査後の点検の重要性も伝えるように心がけています．チェック項目として，ケーブルが床についていたり絡まったりしていないこと，操作パネルやプローブにゼリーや汚れがないことや，検査をしないときはエコー装置がフリーズの状態となっていること（空うち状態でない）を確認して部屋を出ます．もし汚れが付着していた場合には，紙タオルで清拭します．接着面をアルコール綿で清拭することは勧められていません（p3 ❷参照）．特に，プローブは，接着面だけでなく，側面やケーブルもきれいな状態を保つように心がけています．

（平田有紀奈）

図11-1　長時間ゼリーを付着させたまま放置されているプローブ

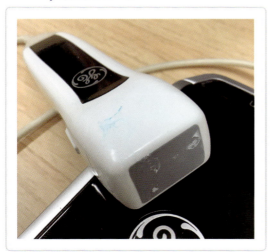

ゼリーが乾燥して張りついている．

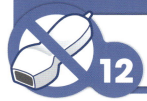

12 検査が終わったら，必ずフリーズボタンを押さなければいけない

超音波の発生原理

　プローブの基本構造のうち，圧電素子（振動子）は，超音波を発生させるための重要な部品です．圧電素子に高周波のパルス電圧を加えると，素子の歪み（振動）が生じ，その歪みによって超音波が発生します．一方で，この圧電素子は外部から圧力が加わると電圧を生じる性質を持っており，超音波の振動を電気信号に変えて受信を行うことができます．圧電素子の種類はいくつかあり，一般的には変換効率のよい水晶（クリスタル）や圧電セラミック（PZT〈チタン酸ジルコン酸鉛〉やPVDF〈ポリフッ化ビリニデン〉）が使用されています．

プローブは消耗品

　プローブはフリーズボタンが解除されている間，常に送受信を繰り返しています．つまり，常に圧電素子に電圧がかかっている状態となっています．装置を使用していないときでも電圧が生じていると，それだけ素子を消耗してしまいます．プローブは消耗品であり，劣化するとまずカラードプラ法の感度が低下し，次第にBモード画像の画質も低下します．よい状態を長く保つためには日々のメンテナンスも重要ですが，消耗品である超音波プローブを劣化させないよう，使用していないときにはフリーズボタンを必ず押すようにしましょう．当センターでは，**超音波装置を使用していないときにフリーズボタンを押していなければ，検査者にペナルティが課せられます**（図12-1）．

プローブの日常点検

　プローブが劣化すると検査の質が低下するだけでなく，患者に危害を加えるリスクもあります．したがって，プローブの日常点検は欠かせません．手軽にできる点検方法として，**コインやゼムクリップを用いて劣化の程度が確認**できます．図12-2 はゼムクリップの超音波画像です．ゆっくりとスライドさせたときに，同じ明るさの多重反射になれば問題はありませんが，もし暗い部分があると，その部分の劣化や破損があると考えます．

（鳥居裕太）

図 12-1 ┃ 当センターの貯金箱

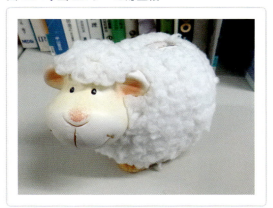

使っていない超音波装置がフリーズされていなかったり，個人情報が記載された前回レポートや検査票を机の上に置いたままにしていた場合に，ペナルティとして100円を入れる（研修生，研修医は除く）．集まったお金は，スタッフのお誕生日会のケーキ代金などに充てられる．

図 12-2 ┃ ゼムクリップによるプローブの点検

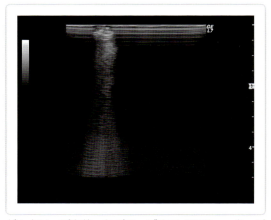

ゼムクリップを使ったプローブのコインチェック．プローブにエコー抜けやゴーストエコー，感度差がないかを確認する．

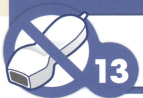

13 装置が壊れたり不具合があった場合，放置してはいけない

装置のメンテナンス

　当センターには超音波検査装置が10台以上あります．また，医師，技師，研修医，学生など，職種の異なる検査者が多数います．いつ，誰が，どの機器を使ったか不明な場合もあります．検査者は，高価な装置を使っていることを認識し，患者の安全性を配慮するのはもちろんですが，**装置に対しても心配りが必要**です．ルーチン検査はもとより，特に緊急時に装置がうまく作動しないと診断が遅れ，患者を生命の危険に曝す可能性もあります．

　当センターでは，安全かつ円滑に検査を施行できるよう，以下のように環境を整えています．

①装置，不具合時に対応する担当者を決めておく

　日常から各装置に関するメンテナンスやデータのバックアップの状況を把握できるよう，担当者を決めています．不具合が生じた場合，迅速に対処できます．

②故障時のメーカーへの連絡

　緊急に修理を要する場合もあります．各メーカー，業者の窓口の一覧表を誰もが確認できる場所に掲示しています．

③迅速な報告

　不具合を発見した場合，故障させてしまった場合，当事者は迅速に①の担当者に報告しなければなりません．同時にセンター責任者およびほかのスタッフに速やかに伝達します．個人を責めるためではなく，次の検査者が故障を知らず患者の検査ができないということにならないよう，迅速に対処するためです．故障したまま何日も放置されているということは，あってはなりません．

④記録を残す

　装置の不具合について記録しておくことも重要です．当センターでは，装置ごとにLOG Bookを作成し，故障日時，装置名，検査者の氏名，故障の内容の記録，修理伝票，修理の記録を保存しています．記録は誰もが閲覧でき，同様の事象が生じた場合，参考にすることもできます．生じたことはその日のうちに記録しなければ忘れてしまうので，必ず記録に残すことを義務づけています．

⑤再発予防と対策

　日誌に記録した内容は，月1回開催しているスタッフミーティングで検証し，その原因や処置，再発予防策について議論し，議事録を作成しています．より安全で高精度な検査が施行できるようにすることが目的です．

最悪の事態

　装置の不具合により患者に危害を与えてしまい，訴訟が起きた場合，検査者には当事者としての不法行為責任が生じます．また，検査装置を使用し，検査をするよう命じた病院や医師・技師長に責任が生じる可能性もあります．普段から安全管理を心がけ，定期的に装置の点検を行っておきましょう．

〈山尾雅美〉

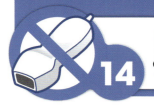

14 日常点検せずに超音波装置を使ってはいけない

日常点検について

　安全かつ高い精度で検査を行うために，**超音波診断装置の日常点検は必ずしなければいけません**．また最近，病院機能評価や国際標準化機構（International Organization Standardization：ISO）の認定を取得する病院が増えています．その際に，品質マネジメントのシステムにおいて，日常点検は必須となっています．

　機器のメンテナンスについては，日本心エコー図学会や日本超音波検査学会から，手引きがまとめられていますので，各学会のホームページを参考にしてください．当センターでは，メーカーによる定期点検に加え，手引きに沿って以下のような日常点検表を作成して，点検を行っています（**図 14-1**）．また，日常点検のほかに，**表 14-1**のような点検，メンテナンスをしています．

点検の重要性

　日常点検によって装置やプローブを観察していると，小さな異常を早期に発見でき，大きなトラブルを未然に防げます．また**装置の清掃やハードディスクの管理を定期的に施行しないと，装置の故障を招く原因となり，大切なデータが失われる場合もあります**．検査室内でチェックリストを作成して，忘れないように日常点検を行ってください．

　点検時や使用中に超音波装置の故障や不具合が生じた場合，**誰に連絡するかを明確にしておく**必要もあります．当センターでは不具合を発見した人がメーカーへ連絡すると同時に，センターの機器管理担当者に連絡を入れます（p22 ⓭参照）．

　超音波診断装置は高価な精密機械です．できるだけ長く，よいコンディションで使うためには，使用前，使用後のメンテナンスが欠かせません．

（天野里江）

図 14-1 ┃ 当センターの日常点検表

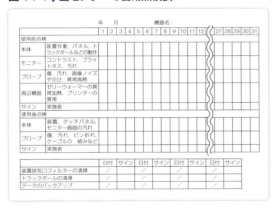

表 14-1 ┃ メンテナンスの項目

頻度	内容
1回/月	装置のエアーフィルターの清掃．フィルターが詰まると，装置に熱がこもり故障の原因となります（**図 14-2**）
不定期	トラックボールの清掃．カーソルの動きが悪くなった場合
不定期	装置のハードディスク管理．担当者を決め，定期的にデータの削除または保存メディアへのバックアップをしています

図 14-2 ┃ フィルター清掃前（左）と清掃後（右）

超音波検査室は，思っている以上に埃が溜まる．超音波診断装置のフィルターは床に近いところにあるので，少し油断すると左の状態になってしまっている．この状態が続くと，装置の内部温度が上昇し，熱暴走したり，基盤が故障する原因となる．

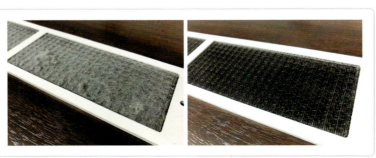

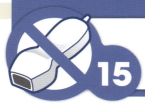

15 往診の依頼を安易に受けてはいけない

検査室で行う検査と往診での検査は目的が異なる

　検査室で行う検査と，救急外来や病室のベッドサイドで行う検査は，同じエコー検査でも性格が異なります．検査室で行う検査では，据え置き型のハイエンド装置を用いて，各種心エコー図指標を計測し，詳細な病態解明を行うことが求められます．一方で，救急外来や病室で行われる往診検査では，ポータブルの小型装置での記録が中心となり，迅速な血行動態の把握を含む適切な診断が求められます．また，経過観察や治療効果の判定を目的とする重症患者の検査では，すべての計測を行うフルスタディは必要ないことが多いです．

往診エコー検査が不都合な場合

　ポータブルエコーはサイズが小さく持ち運びが簡便ですが，性能はハイエンド機器に劣ります．したがって，「脳梗塞，塞栓源の精査」，「不明熱，感染性心内膜炎を疑う所見の有無」など高解像度での検査が必要とされる場合（ハイエンドマシーンで検査したほうが望ましい）は，極力ストレッチャーかベッドで検査室に移動してもらって検査をしています．検査室であれば，経胸壁からの観察で怪しい所見があれば，そのまま経食道心エコー図検査を行うこともできます．

往診エコー検査でもよい場合

　一方，人工呼吸管理がされている患者の場合は，往診検査で対応します．また易感染状態であったり，重症感染症の場合も往診にならざるをえません．さらに，カテコラミンを静脈投与されているような患者は，移動や検査に伴って点滴が外れたり，薬剤が余分に入ってしまったり，というトラブルを避けるためにも，往診が好ましいです．

往診にするか，検査室に搬送するか

　しかし，このようなことをあまり考えずに，エコーを依頼する医師も少なくありません．正当な理由があって往診が依頼されているならその依頼を受けるべきですが，往診で検査することによって患者が不利益をこうむる，つまり，エコー室での検査であれば診断できるのに，往診であったばかりに診断ができないというのは困ります．何でもかんでも言われたまま往診するのではなく，依頼内容と患者の病状を確認し（必要なら看護師に問い合わせる），往診にするのか，検査室に搬送するのか，判断するべきです．このとき，ハイエンド装置を移動して検査を行う，という最終手段も選択肢として考えます．

主治医なら自分で撮れ

　病棟業務が忙しいのはわかります．心エコー図検査は技師に頼めるので，おそらく一番手を抜けるところなのかもしれません．しかし，研修医やレジデントの間は，担当患者のエコー検査は，自分でするることをお勧めします．人が撮った画像をディスプレイで見るのと，自分でプローブを当ててエコー装置の画面で見るのはまったく違います．まずは自分で当ててみて，わからなければ超音波センターに電話して，技師に助言をお願いするのがよいと思います．特に，心不全の治療をしている患者なら，下大静脈径，TR血流速度，僧帽弁口血流速波形だけでもよいので毎朝ルーチンで見るようにすれば，スワン・ガンツ（Swan・Ganz）カテーテルを挿入しているのと遜色のない情報が得られます．それに，毎日エコーをすることで，患者とのコミュニケーションもよくなります．

（西條良仁）

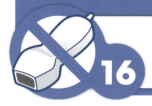

16 超音波検査の技術は見て盗まなければいけない

超音波検査の学び方

「技術は見て盗む」というのは，心エコー図検査のみならず，すべての検査において言えることです．私が超音波検査を習得したのは，卒後まもなくで今から二十数年前でした．そのとき，手取り足取り教えてもらった記憶はありません．上司の検査を後ろで見学して，見よう見まねでスキャンしたものです．ダブルチェックをしてもらい，描出のテクニックも盗ませていただきました．同じ患者を，同じ時間帯に同じ装置を用いて検査をしていますから，同じ画像が記録できるはずなのに，同じ画像を出すことができませんでした．その理由を考察しないことには，上達しません．私はこのような繰り返しで超音波検査を習得しました．

しかし，今はどうでしょうか．当センターの研修医や研修生を見ていると，手取り足取りで教えてもらうのが当たり前と思っている人が少なくありません．誰が撮っても同じ画像が撮影できるほかの画像検査とは異なり，**超音波検査は検査者の技術が反映されるからこそ，そこに価値が生まれる**と思います．

検査がうまくなるためには

①よい画を見る

写真を撮るのが上手な人は，エコーもうまいです．**伝えたいことがわかる写真を残す**．エコー検査で大事なポイントです．上手な人が撮ったエコーの画像をまず見ることから始めましょう．上級技師が検査をしているのを見学していると，頻繁にパネルのスイッチをいじって画像を調整しています．画面がぱっときれいになったとき何をしたのか聞いてください．それは，そばで見学していなければできないことです．「エコーが上手になるには美術館で一流の画を見なさい」などと言われますが，そんなことでエコーが上手になれば苦労しません．

②撮りっぱなしにしない

たとえば，局所壁運動異常から冠動脈疾患を疑った場合，後で施行された冠動脈造影の結果を見てフィードバックしてください．左房圧が上がっていて心不全と診断した場合，BNPや胸部レントゲン写真を確認したり，治療後の経過を気にしてください．

③検査室を飛び出せ

ソノグラファーの仕事を，検査室や院内だけで完結していたのでは，うまくなりません．院内の循環器内科や心臓外科のカンファレンス，地域の研究会などいろいろなところに顔を出して，世界を拡げるのがよいです．各種講習会やセミナーなどに積極的に参加してください．

④臨床研究に首を突っ込む

ソノグラファーが臨床研究をするのは非常によい勉強法だと思います．研究をしようと思うと，必然的にその分野でこれまでわかっていることを勉強します．研究結果の解釈にも勉強が必要です．結果を学会や雑誌で発表したら，質問に答えるためにさらに勉強します．

⑤医師と密接なコミュニケーションを

技師の仕事は医師から依頼された検査を行い，その依頼内容に応える結果を返すことです．エコーの画がきれいだろうがそうでなかろうが，依頼医の得たい情報が提供できれば，仕事は完遂です．しかし，提供した情報がたとえ正しくても，エコーの写真が汚ければ信頼性が乏しいです．実際，普通は，きれいな写真が撮れないと正しい評価ができません．また，いつ見てもきれいな写真を撮ってくれる技師であれば，その人に任せておけば大丈夫という安心感が生まれ，それは，信頼関係へと発展します．

（西尾　進）

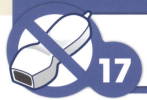

17 ソノグラファーはジェネラリストでなければいけない

超音波検査の細分化

　超音波検査も各領域において，専門性が高い分野となってきました．心臓・腹部・血管・体表・婦人科はもとより，関節エコーや肺エコーまで確立されてきて，これをすべてマスターするのは大変です．それぞれの領域の専門性が高いところは，その道のスペシャリスト（specialist）に任せておいて，大多数のソノグラファーはある程度，複数領域をこなせることが求められると思います．

ソノグラファーは隙間産業!?

　大学病院で勤務していると，いろいろな意味で専門性に走りたくなりがちです．開業医や総合診療医のように全身を診ることができればよいのですが，大学病院では循環器内科医は心臓・血管を専門にしていますし，消化器内科医は消化器疾患を専門に診療しています．そこへきて，エコー室で働くソノグラファーまでもが，私は心エコー図検査だけ，私は腹部エコー検査だけというふうに専門性に走るとどうでしょうか．たとえば，心エコー図検査しか習得していないソノグラファーが，下大静脈を観察しているときに肝腫瘍に気づくでしょうか．腹部エコー検査しか習得していないソノグラファーが，下大静脈の呼吸性変動の消失から心不全の診断ができるでしょうか．本来の目的と異なった疾患を発見するのも，超音波検査の醍醐味であり，専門医の隙間を埋めるのも，私たちソノグラファーの役目と考えています．すべては患者のためです．ソノグラファーは，専門性に走るのもよいと思いますし，各領域で超音波業界を牽引していくべきスペシャリストは必要です．しかし，臨床現場では，広く多領域の知識と検査技術を習得したジェネラリスト（generalist）が必要ですし，存在価値も高いと思います．繰り返しますが，すべては患者のためです．

ジェネラル・ソノグラファーのススメ

　これまでの超音波検査は，臓器に特化したスペシャリストとしての超音波検査士が必要とされてきました．しかし，超高齢化時代を迎え，生活習慣病の患者が増え，病変も複数の臓器にまたがるものが多くなっています．そのような中，領域横断的にアプローチができ，総合的な超音波診断を行えるソノグラファーが求められています．私たちは，2014年の日本心エコー図学会学術集会で，そのようなソノグラファーを"ジェネラル・ソノグラファー"と呼び，その育成について提案しました．当センターでは，ある領域のエコー検査がある程度できるようになると，ほかの領域のエコー検査のトレーニングを始めます．その結果，現在では，一領域しかできないソノグラファーはいません．

（西尾　進）

第2章 心エコー図検査の基礎知識

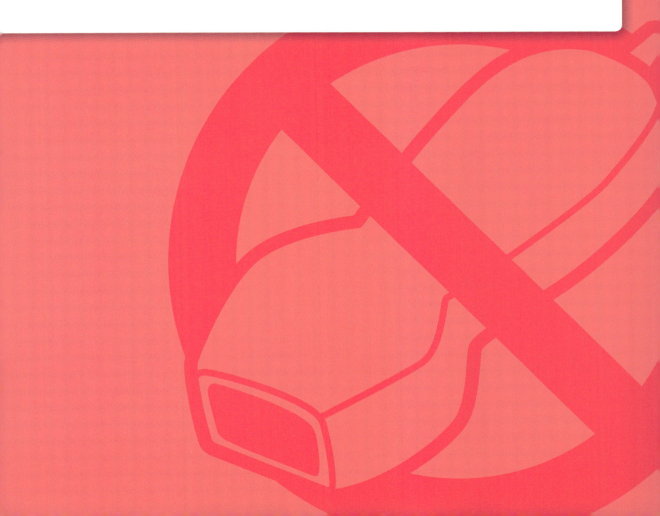

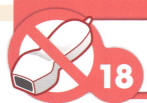

18 v=f・λを知らずに検査をしてはいけない

超音波の音速は媒体により異なる

超音波は，人の耳では聞こえない音の"波"であり，その波長（λ），周波数（f），および音速（v）の間には，v＝f・λという関係が成立します（図18-1）．音速はそれが伝搬する媒体によって変化し，一般的に媒質の密度が高いほど速いことが多く，気体＜液体＜固体の順で速度が高くなります．たとえば空気中で340 m/s（気温15℃）ですが，水中では1,500 m/sと大きな差があります．実際，生体内には実質臓器，脂肪，体液，ガスなど音速の異なる媒体が存在しています．しかし，超音波検査装置では生体内の音速を一律に1,530 m/s（JIS規格）あるいは1,540 m/s（AIUM規格）と仮定して画像を作っているため，実は，CTやMRIと違い厳密には実物のサイズで画像がつくられていません．

超音波の特性

同じ周波数の超音波でも，音速が異なる媒体においては波長が変化します．媒体の温度によっても波長は変化します．また，周波数が大きいと波長は短く，周波数が小さいと波長は長くなります（p156 90参照）．超音波画像で，2点を識別できる力を分解能と言い，深さ方向の分解能を距離分解能と言います．高周波のプローブを使用すると波長が短いため距離分解能が高くなります．しかし，周波数が大きいと生体内では散乱や吸収が生じ，超音波は減衰し，深部の観察が困難となります．逆に，低周波のプローブを使用すると，超音波の透過性がよく，深部の観察が良好になりますが，分解能は低下します．

プローブの選択

通常，心臓領域に用いるセクタプローブには広帯域の送受信が可能な中心周波数2.0〜7.5 MHzのプローブが用いられています．成人の心エコー図検査では，深部までよく観察できる3 MHz前後の低周波プローブを使用しますが，被検者の体格に合わせ中心周波数を調整するとよいでしょう．また，当センターでは，冠動脈疾患との関連性があると言われている心外膜下脂肪層厚の計測を行うことがあり，深度の低い心外膜下脂肪には分解能のよい高周波のリニアプローブを用いています（p146 83参照）．超音波装置の特性を踏まえたうえで，装置の調整やプローブの使い分けを行うことにより診断力の向上が期待できるでしょう．

（山尾雅美）

図18-1 ｜ 音速と周波数，波長の関係

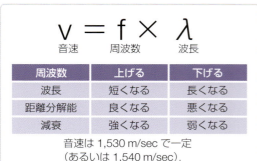

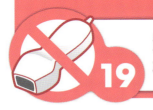

19 超音波のアーチファクトを知らずに，検査をしてはいけない

アーチファクトとは

　実際に存在するものを実像と言うのに対し，何らかの要因で実際に存在しないものがそこにあるように見えることを虚像（アーチファクト）と呼びます．つまり，アーチファクトとは誤りの像で，実際にはそこに存在しないものです．心エコー図検査で遭遇する代表的なアーチファクトには，次のようなものがあります．
・多重反射
・サイドローブ
・音響陰影
・屈折

　腹部エコーでは，コメットエコーなど診断の助けとなるアーチファクトがいくつか存在します．心エコー図で，アーチファクトの所見を積極的に利用する診断はあまりありません．弁や，弁輪の音響陰影が石灰化の診断に使えるくらいでしょうか．実は，スペックルトラッキング法で，装置が追従するスペックルは，アーチファクトの一つです．

多重反射

　セクタプローブは周波数が低いため，心尖部領域の描出が苦手です．この心尖部の描出不良の原因が多重反射です．多重反射は超音波ビーム上に強い反射体がある場合，プローブとその反射体の間で，複数回反射することで発生します．心尖部の描出不良の原因は，心膜による多重反射が原因です（図 19-1）．また，機械弁などでは左房内に線状の多重反射が出現することがあります．

サイドローブ

　プローブから発射された超音波ビームには，中心軸上の音圧の強いメインローブ（主極）と周りに放射状に発射されている音圧の弱いサイドローブ（副極）があります．サイドローブによるエコーは非常に弱いため通常は無視できますが，サイドローブ上に強い反射体が存在すると，受信時にメインローブからの信号として表示されるため，実像の横方向にアーチファクトが生じます．僧帽弁輪や心膜による左房内のアーチファクトがこれにあたります（図 19-2）．

音響陰影

　超音波ビーム上に骨や石灰化など強い反射体が存在する場合，超音波の大部分は反射され，その後方は画像が欠損して表示されます．図 19-3 は，僧帽弁輪石灰化に伴う音響陰影です．胆石では，音響陰影の程度が結石の性状評価にも用いられます．

図 19-1 | 多重反射

a：心尖部の左室内に多重反射を認め，血栓と誤認しやすい．
b：同症例の心腔内造影エコー図．血栓は存在しない．

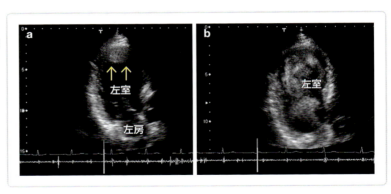

屈折

音速の大きく異なる媒質面に超音波ビームが入射すると，進行方向が変わる現象です．心エコー図で見られる屈折の代表例としては，心窩部アプローチにおける腹直筋による屈折のために生じるレンズ効果が挙げられます．特に短軸像では，左室が二重に見えることがあります（**図 19-4**）．

アーチファクトを回避するために

アーチファクトを実像として計測すると，不正確なデータになってしまいます．どの領域の超音波検査にも言えることですが，アーチファクトの成因を理解し，アーチファクトをアーチファクトとして認識することが重要です．アーチファクトとわかれば，それを回避する努力が求められます．**アプローチの方向を変える，プローブを変えてみるなどの工夫が必要**です．また，静止画像ではアーチファクトが実像なのか判断できないことが多々あります．必ず，動画で観察しているときにアーチファクトかどうかを見極め，静止画像で計測を行う場合，アーチファクトは外して計測してください．

（西尾　進）

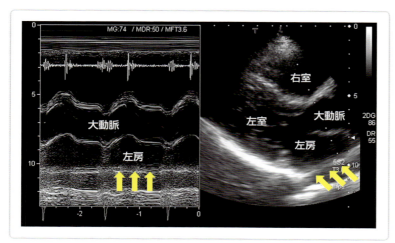

図 19-2 ▍サイドローブ

心膜のサイドローブで，左房内に線状のエコー像を認める（矢印），左房下側壁と誤認しやすい．

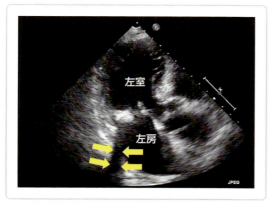

図 19-3 ▍音響陰影

僧帽弁輪石灰化に伴う音響陰影（矢印）を認める．

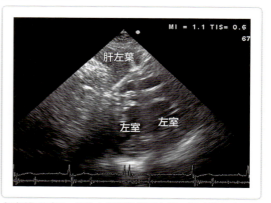

図 19-4 ▍屈折

心窩部アプローチの左室短軸像である．腹直筋による屈折で左室が二重に見える．

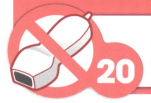

20 パルスドプラ法と連続波ドプラ法の違いを知らずに検査をしてはいけない

パルスドプラ法とは

　パルスドプラ法は短いパルスをある一定の間隔で送受信する方法です．つまり，送信，受信を交互に行います．この間隔をパルス繰り返し周波数（pulse repetition frequency：PRF）と呼びます．PRFは周期Tの逆数（1/T）です．パルスドプラ法で検出可能なドプラシフト周波数Fdは，－PRF/2 ≦ Fd ≦ PRF/2 で，それ以上あるいは，それ以下では折り返し現象（aliasing）が生じます．つまり，記録できる流速に限界があります．PRFは大きいほど速い血流速度が検出できます．装置にもよりますが，通常の設定ではゼロシフト法を併用しても，2.0 m/s 以上の血流速度は記録できません．

　パルスドプラ法は，受信のタイミングを調節して，断層上に設定したサンプルボリューム内の血流速度を表示します．==僧帽弁口血流速波形や肺静脈血流速波形を記録するとき，サンプルボリュームの位置が異なれば波形が異なる==ため，適切な位置に設定するよう留意が必要です（**図 20-1**）．また，通常，血流を記録するときはサンプルボリュームの幅を 2 ～ 3 mm に設定しますが，組織ドプラ法弁輪運動を記録するときはサンプルボリュームの幅を 8 ～ 10 mm と大きめに設定します．

連続波ドプラ法とは

　一方，連続波ドプラ法では，送信専用と受信専用の 2 つの振動子を用意し，連続的に超音波の送受信を行います．このため，流速による制限を受けず，心臓における AS，心室中隔欠損（ventricular septal defect：VSD）などの高流速の血流を測定することが可能です．しかし，反射信号がどの位置から返ってきたかの情報がないため，そのライン上のすべての速度を表示します．したがって，もしかすると，画面に表示されていない

図 20-1 サンプルボリュームの位置による僧帽弁口血流速波形の差

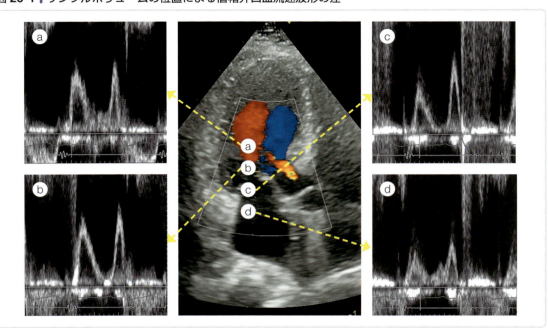

拡張能を評価する場合の至適部位は b．僧帽弁輪血流量を評価したい場合には c で記録する．

画面の外に最大血流を持つ部位がある可能性もあります.

肥大型心筋症や，S字状中隔症例で収縮期僧帽弁前方運動（systolic anterior motion of mitral valve：SAM）による流出路狭窄を計測する際は，流出路狭窄による加速血流とSAMによるMRの血流が同一ラインに並ぶため，MRと加速血流と区別して描出しなければ，MRの流速を計測して重度狭窄があると誤判定する可能性があります（図20-2）.

サンプルボリュームとフォーカスポイント

連続波ドプラモードでライン上に表示されるマークは，サンプルボリュームではありません．これは送受信波の焦点（フォーカスポイント）の位置です．したがって，超音波ビームの幅としては，一番狭いところです．そのため，わずかなTRのドプラ波形を記録するときは，弁口から少しフォーカスポイントをずらしたところに設定したほうが超音波ビームの幅が広くなり，呼吸や心拍動で弁口が動いても，血流速波形を検出しやすいことがあります．

High PRF法

図20-3bを見てください．パルスドプラ法のモードなのですが，サンプルボリュームが2つ見えています．これはHigh PRF（high pulse repetition frequency：HPRF）法と言う技術です．HPRF法は，目的深度の反射波が戻ってくる前に次のパルス送信をする方法で，PRFを高くできるため高速の血流も検出できます．注意するのは，PRFを2倍にすると2つ，3倍にすると3つのサンプルボリュームが設定され，すべてのサンプルボリュームでの血流信号が合成されるので，目的とする血流信号が同定できなくなる場合があることです．

肺静脈血流速波形を記録しているとき，急にドプラ法のゲインが低下したように感じたら，HPRFのモードに移行していないか，確認してください．なお，HPRFモードに自動で移行しないように装置のプリセットで設定できます．

パルスドプラ法と連続波ドプラ法の差

図20-4は僧帽弁を機械弁で置換術後の心房細動症例です．僧帽弁口血流速波形は，パルスドプラ法では僧帽弁位の人工弁が閉鎖すれば血流速波形は記録されませんが，連続波ドプラ法では，僧帽弁位人工弁が閉鎖後も血流速波形が記録されることがあります．平均圧の測定のために波形をトレースする際には注意する必要があります．

（阿部美保）

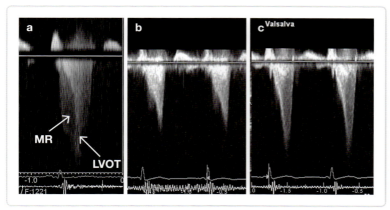

図20-2 収縮期僧帽弁前方運動（SAM）による左室流出路血流（LVOT）の加速

a：MRとLVOT（left ventricular outflowtract）が重なって記録されている．この場合MRのピークを加速血流のピークと誤認する可能性がある．
b，c：閉塞性肥大型心筋症例におけるLVOTのValsalva負荷による変化（b：負荷前，c：Valsalva負荷中）．MRであればValsalva負荷でそれほど血流速度が変化しないため，負荷によって増高する血流速波形が左室流出路血流速波形であることがわかる．

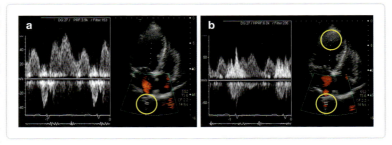

図 20-3 通常のパルスドプラ法とHPRF法による肺静脈血流速波形の差

a：サンプルボリュームは肺静脈の上にのみあり，肺静脈血流が鮮明に記録できている．
b：サンプルボリュームが肺静脈だけでなく，左室心尖部にもある．両者の血流はともに表示されるため肺静脈血流と心尖部の左室内血流が重なって記録されてしまう．

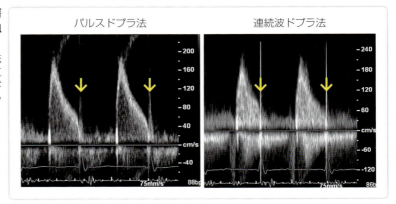

図 20-4 僧帽弁置換術後，心房細動症例の僧帽弁口血流速波形

同じビーム上で，パルスドプラ法（左）と連続波ドプラ法（右）で人工弁通過血流を記録した．連続波ドプラ法では，弁閉鎖後にも血流シグナルが記録されてしまっている．

Dr.Kの研究日誌 その2　論文作成のコツ〜直観力〜

あなたは以下のような経験はないですか．
- なんとなく嫌な予感がした日にはよくないことが起きる．
- なんとなく選んで見た映画がのちに大ヒット．
- なんとなくつき合い始めたら結婚までいった．

　最後は「誰の話だ」みたいな内容ですが（私ではありません），このような直観は論文作成においてとても重要です．直観とは「脳がこれまでの経験から無意識にヒントを見つけてそっと教えてくれる答え」ですが，研究の題材選びでもとても有用です．多くの研究を吟味していると，なんとなく論文になりそうな研究はわかってきて，逆にダメな研究もわかってきます．このような研究直観でアイデアが降りてくる状況をつくるために，個人的に気をつけているのは以下のようなことです．
- リラックスできる環境をつくる．
　× 締め切りに追われているとき，新しいことを始めるのはよくありません．
- 閃いたらメモを取る．
　× 自分は記憶力がよいと思う人に限って，忘れます．
- 余計なことを考えない．
　× 研究を同時平行にいくつも進行させて，どれも形にならないパターンが一番もったいないです．

　もちろんこれらは万人受けする方法とは思いません．しかし，自分なりの「直観」を働かせる手法をつくっておくことは大事でしょう．

（楠瀬賢也）

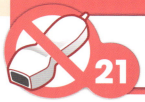

21 冠動脈の走行を知らずに検査をしてはいけない

冠動脈の走行とその灌流域

①胸痛を訴える患者の鑑別診断が必要なとき，②心電図で虚血性の変化を認めるとき，③冠動脈インターベンション後や冠動脈バイパス術後の検査が依頼されたときは，左室局所壁運動異常の有無を確認します．そして，左室局所壁運動異常を認めた場合，それが虚血（冠動脈の病変）によるものかどうかは，==冠動脈の支配領域と壁運動異常の範囲が矛盾しないかどうかにより判定==します．したがって，心エコー図検査の観察断面で，左室のどこからどこまでが，同じ冠動脈で灌流されているかを知っておかないといけません．

左室の分画を知る

米国心臓協会（American Heart Association：AHA），米国心臓核医学会などで共通するモデルとして，左室17分画モデルがよく用いられています（表21-1）．17分画モデルでは，心尖部の先端を別の分画とし，その上の心尖部レベルが4分画されています．当センターでは，後壁（posterior wall）は米国心エコー図学会（American Society of Echocardiography：ASE）ガイドラインに従って，下側壁（inferolateral wall）と記載しています[1]．ただし，慣習的に"後壁梗塞 posterior MI"は使ってよいことにしています．

心エコー図検査では，長軸断面，四腔断面，二腔断面の3つの基本断面で壁運動異常を評価することが多いため，特に，断面ごとに壁運動異常を評価する場合には，心尖部を別にせず，心尖部レベルも6つで分けた18分画で評価するほうが便利なこともあります．スペックルトラッキング法でストレインのブルズアイ表示を行う場合，17分画モデルで表示されているときには，心尖部の分画は対応する分画の平均値が表示されています．

壁運動異常は虚血のみにあらず

たこつぼ型心筋症は（p132 75参照），心尖部に局所壁運動異常をきたすことが多く，前壁中隔心筋梗塞と鑑別が必要です．心尖部を中心に前壁から下壁寄りまで広範囲の壁運動異常を認める場合，つまり，前下行枝を責任病変とする==虚血性変化では説明しがたいほど広範囲の局所壁運動異常であれば，たこつぼ型心筋症のほうが疑わしい==です．前下行枝と右冠動脈の2枝病変の可能性もありますが，その場合は下壁基部の運動も低下しますので，下壁基部が過収縮になっていればたこつぼ型心筋症がより疑われます．もちろん，灌流域がとても広い前下行枝の病変である可能性は否定できません．

心サルコイドーシスも左室局所壁運動異常を特徴とする疾患です．典型的な症例では，虚血では説明できないような心室中隔基部の菲薄化を認めます．しかし，==心サルコイドーシスでは左室のど==

表21-1 左室17分画の呼称

Basal	基部	Mid	中部	Apical	心尖部
Anteroseptal	前壁中隔	Anteroseptal	前壁中隔	Septal	中隔
Anterior	前壁	Anterior	前壁	Anterior	前壁
Lateral	側壁	Lateral	側壁	Lateral	側壁
Inferolateral	下側壁	Inferolateral	下側壁	—	—
Inferior	下壁	Inferior	下壁	Inferior	下壁
Inferoseptal	下壁中隔	Inferoseptal	下壁中隔	—	—

こに局所壁運動異常を生じてもおかしくないので，心筋炎後の変化とあわせて，常に虚血性心疾患の鑑別疾患に挙げておきます（図21-1）．

局所壁運動異常の診方

心臓全体の動きによって，壁運動が無収縮（akinesis）の部位でさえ健常の心筋に引っ張られて動いているように見えるので，局所壁運動異常の評価はとても難しいです．局所壁運動を評価するときには，①心内膜面が心腔の中心方向に移動しているか，②収縮期に心筋が厚みを増しているか，③心筋の性状はどうか，の3点に着目して観察します（表21-2，3）．心内膜面の異常だけに気を取られずに，見たい部位の心筋が収縮期に厚みを増しているかどうかに注目して観察することが大切です．また，短軸断面で壁運動低下が疑わしい場合，同じ場所を心尖部アプローチでも確認して，同様に壁運動低下があることを確認します．一つのアプローチのみでしか観察されない場合は，壁運動異常の診断をしないことが多いです．

局所壁運動異常評価の標準化

局所壁運動の評価は，検査の中でも主観的な要素が大きい評価です．当センターでは，山田先生がカンファレンスで"hypo"といえばそうなることもありますし，微妙な壁運動異常は上級者になっても評価が難しいです．局所壁運動異常を診断したら，ほかの技師や医師にも見てもらって確認をしあったり，その後施行される冠動脈造影CT検査や冠動脈造影の結果を見て病変の有無や場所を確認したり，左室造影で壁運動異常を見直したりして，自分の診断結果にフィードバックすることが上手になる早道です．

（阿部美保）

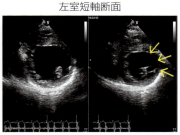

図 21-1 │ 局所壁運動異常を認める心サルコイドーシス

矢印部分の壁運動低下を認めるが，それより心尖部よりの壁運動は保たれている．短軸では前側壁から側壁の壁運動異常と菲薄化を認める．回旋枝の梗塞とすると前側壁の壁運動異常が説明できない．しかし，前医での精査では，回旋枝#13の完全閉塞があったため陳旧性心筋梗塞と診断されていた．当院でのCTやその他の検査で心サルコイドーシスと診断された．

表 21-2 │ 壁運動評価のつけ方

	WMS
① Normokinesis	1
② Mild hypokinesis	2
③ Hypokinesis	2
④ Severe hypokinesis	2
⑤ Akinesis	3
⑥ Dyskinesis	4
⑦ Tardokinesis（収縮遅延のこと）	(2)

WMS：well motion score

表 21-3 │ レポートの診断欄への記載例

- #1 Hypokinesis of LV basal inferior wall (inferior AMI)
- #1 Severe hypokinesis of LV apical anterior – lateral and mid anterior – anteroseptal walls (Anterior recent MI susp.)
- #1 Akinesis of LV basal – mid inferolateral wall (posterior OMI)
- #1 Tardokinesis of LV apical – mid anterior – lateral walls (DCM susp.)
- #1 Dyskinesis of LV apex and apical lateral walls (anterior OMI)
- #1 Wall thinning and akinesis of LV basal anteroseptal wall (Cardiac sarcoidosis susp.)

音中模索 〜ECHOはじめて物語〜 第2話

組織ドプラ法

　超音波パルス波を心臓に対し発信して得られるドプラ信号には，心腔内の血流に由来する信号と，心臓壁や弁の運動に由来する信号が混在している．このうち，前者の信号を取り出して解析する方法が血流のパルスドプラ法であるのに対し，後者の信号のみを取り出して解析する方法が組織ドプラ法である．本法は，①スペクトラム表示によるパルスドプラ法を用いたパルス組織ドプラ法（パルス TDI 法）と，②カラードプラ法を用いて断層心エコー図あるいは M モード心エコー図上の心臓内構造物に運動速度情報を重畳して表示させるカラー組織ドプラ法（カラー TDI 法）に大別される．

　僕が徳島大学第二内科に入局した 1996 年に，東芝から SSA-380A という装置を借りることができた．この装置には世界で初めてカラー組織ドプラ法が搭載されていた．当時大学院生の僕はデータ撮りの命を受け，壁運動異常のある心疾患のカラー組織ドプラ像を記録した．記録と言っても当時は VHS のビデオテープに記録していた．録画されたビデオをスロー再生しながら，僕が「中隔基部行きまーす，赤」「青」「青」「赤」…と僕が言うと，田畑智継先生がせこせこ Excel に入力をされた．そんな原始的な方法では，なかなかよい結果も出ず，悶々としていたところ，井内　新先生が，「そんなもんパルスドプラでわかるんと違うん？」と，傍胸骨左室長軸断面の中隔や下側壁にパルスドプラ法のサンプルボリュームをあててみたところ，収縮期と，拡張早期，心房収縮期に山がある波形を撮ることができた．それで，それからは壁運動をパルスドプラ法で記録をするようになった．デモの装置は引き上げられてしまったが，ちょうど隣りの県立中央病院が新しい装置 SSA-390A を購入するということで，その装置に組織ドプラ法のオプションをつけてもらった．それ以降，毎週土曜日は，患者さんを県立中央病院に連れて行って検査をするのが日課となった．

　そうやって記録した左室下側壁の拡張早期波高と，カテーテルで記録した左室弛緩の指標 tau が相関したので，1997 年に大木先生が Am J Cardiology 誌に投稿した．これが僕たちのなかでは，「clinical application の論文」として知られ，多くの論文に引用されることとなったキーペーパーである．この時同時に記録していた収縮期波高と dP/dt の関係を見た論文が，僕の博士論文となった．大木先生の論文の発表後，パルスドプラ法で左室下側壁の運動速波形を記録したのは，我々のほうが先だ，という letter が投稿された．送り主は，Isaaz 先生で，実際 1989 年に Am J Cardiology 誌に論文が掲載されており，我々の検索不足であった．実は，日本でも 1995 年に JR 東京総合病院の検査技師である桐谷博巳先生が「心筋内パルスドプラ法による健常者左室壁運動評価の試み」という論文を日本超音波医学会誌に掲載しているが，日本語だったのであまり引用されていないのが残念である．

（山田博胤）

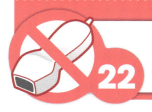

22 主要ガイドラインを読まずに検査をしてはいけない

知識を最新の情報にアップデートする

　ガイドラインとは医療従事者が各患者に対して最適の方針を選択する手助けになることを目的として，作成時点で得られている研究成果（エビデンス）を要約し，その使い方を示したものです．ASEとヨーロッパ心血管画像学会（European Association of Cardiovascular Imaging：EACVI）は共同でいくつものガイドラインを出しています．特に心腔計測におけるガイドライン，拡張能評価のガイドラインは心機能を評価するうえで欠かせないもので，すべてに目を通しておくのが望ましいです．

ガイドラインを使う際の注意点

　心エコー図法のガイドラインは多くの点で，エビデンスレベルが高くありません．たとえば，心腔計測ガイドラインに記載されている「正常範囲」とは正常と思われる対象における計測値の平均値－2SD～平均値＋2SD（SDは標準偏差）であり，この正規分布であれば約95％がこの範囲に含まれます．つまり約5％は正常であっても異常に分類されてしまいます．また，その根拠となったデータ自体が欧米人を対象とした研究であり，日本人に適用できるかという問題もあります．さらに，正常者から集めたデータを元にして決められた正常範囲を元に異常値を定義したのでなく，予後が不良であることを理由にカットオフ値が決められている場合もあります．異常に分類された場合，それが軽度の異常なのか，重度の異常なのかについてのエビデンスとなる論文もほとんどありません．疾患によっても異常値は違うことが推測されます．これらの限界から，医療側は自分たちの経験に基づく判断を検証するためのツールとしてガイドラインを利用するのがよいと考えます．

ガイドラインを読むには

　ASEのホームページには，最新のガイドラインが英文でリストアップされています．この中で，心腔計測におけるガイドラインや拡張能評価のガイドラインは，日本心エコー図学会がダイジェスト版を日本語訳してホームページで公開しています（図22-1）．

（楠瀬賢也）

図 22-1 ┃ 心エコー図検査に関するガイドラインのホームページ

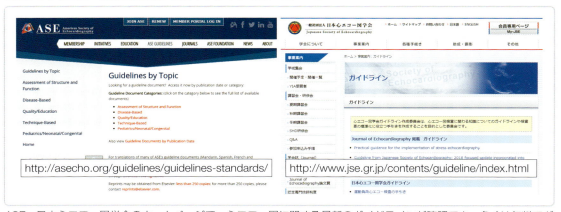

ASE，日本心エコー図学会のホームページで，心エコー図に関する最新のガイドラインが確認でき，多くは無料でダウンロードできる．

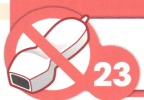

23 正常妊娠による血行動態の変化を知らずに検査をしてはいけない

正常妊娠期に伴う血行動態の変化

妊娠期は，女性の生涯において血行動態の変化が最も劇的に生じる時期です．正常妊娠の生理的変化を理解したうえで，心疾患のある妊婦の検査を進めることが重要です．妊娠期の血行動態の変化は末梢血管抵抗，心拍出量，循環血液量に依存します．正常妊娠においては，それらのバランスが維持され，通常血行動態は破綻しません．

①心拍出量

全身の血管抵抗減少と心拍数増加により，妊娠初期から心拍出量は増加します．妊娠前と比較し，最大30～50％増加し，そのピークは妊娠28～32週で，以後そのレベルで維持されます．

②循環血液量

妊娠6週目頃から増え始め妊娠28～32週で最大となり，妊娠末期まで持続します[2]．さらに分娩から産後数日間に劇的に変化します．分娩時の出血のため，一時的に血液量が減少しますが，その後数日の間，子宮にプールされていた血液が子宮の収縮により再循環されるため，再び血液量が増えます．こうして増加した血液量が正常に戻るまでは出産後約4～6週間かかると言われています．

③末梢血管抵抗

循環血液量が増加する一方で，末梢管抵抗は妊娠8週までに妊娠前値の70％まで低下します[3]．

少量の心膜液貯留は正常

正常妊娠でも妊娠後期に入ると，心筋肥大，心腔拡大や軽度の弁逆流を認めることがあります（図23-1）．また，妊娠後期になると約20～40％に心膜液の貯留を認めます．初回妊娠や妊娠中に12 kg以上体重が増加した例で陽性率が高いですが[4]，そのほとんどの妊婦は無症状で，心膜液は出産後に自然消失すると言われています．しかし，妊娠高血圧症候群合併例では，血中ANP濃度高値のため水・Naが過剰に摂取され，正常妊娠例に比べ心膜液貯留が多くなる傾向があります[5]．

心疾患を有する患者の妊娠

近年，女性の晩婚化に伴い高齢出産も増加しており，母体への負担が問題視される中，さらに心疾患を持つ妊婦においては特に慎重な母体管理が求められます．特に心疾患を有する妊婦の場合，健常者のように血行動態の変化に対応できない可能性があります．

図 23-1 | 正常妊娠例の妊娠週数による生理的変化

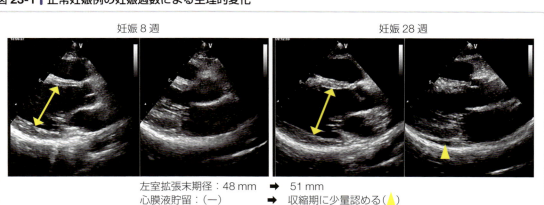

妊娠8週　　　　　　　　　妊娠28週

左室拡張末期径：48 mm　➡　51 mm
心膜液貯留：（−）　　　　➡　収縮期に少量認める（▲）

MRが軽度の僧帽弁逸脱，ASや逆流が中等度以下の大動脈二尖弁などで，心臓に特に負荷がかかっておらず，病態も安定している場合であれば，**循環血液量の増加前である妊娠7週目前後と妊娠中期後半（妊娠28週前後）に心エコー図検査を施行**し，血行動態の変化を見ることを推奨します．一般的に，AS，左室流出路狭窄など狭窄性疾患のほうが，逆流性疾患と比べるとリスクが高いと言われています．

先天性心疾患を持つ患者の妊娠

昨今，先天性心疾患（congenital heart disease：CHD）を持つ妊婦は珍しくなく，CHDの成人例のほとんどは姑息的手術後であり，非妊娠期でも経過観察を要します．正常妊娠では耐えうる血行動態の変化でもCHDを抱える妊婦では妊娠継続が困難となる場合があります．さらに，上述のように分娩時には，心拍出量が分娩前の約30％増加することから，分娩時の負担を考えて帝王切開や分娩時期の選択が必要となることも多く，妊娠週数に応じ，定期的に心疾患の状態や程度を把握していかなければなりません．

そのほかにも，心筋症，マルファン（Marfan）症候群などの遺伝性心疾患も問題となります．弁膜症の増悪，心筋の肥厚や収縮能の低下，心拡大，肺高血圧などの出現の有無に注意し，検査を行わなければなりません．特に，**肺高血圧やアイゼンメンジャー（Eisenmenger）症候群の妊婦は死亡率が高いため，一般的に妊娠は禁忌**とされています．ところが，患者本人に病識がない場合や無症候性の例もあり，妊娠した時点で産科医が病態を把握しておらず，妊娠中期以降に血行動態が破綻して施行した心エコー図検査で初めて指摘されるということもあります．また，マルファン症候群では，大動脈解離のリスクがある**上行大動脈径が40 mmを超える場合も妊娠が禁忌**とされています．予防的に上行大動脈の置換術が施行されることもあり，妊娠前や妊娠初期での上行大動脈の評価は必須です．妊娠期の生理的変化を踏まえたうえで，基礎疾患の病態をよく把握し，病的変化が生じた場合に対応が遅れないよう，産婦人科医と循環器内科医との密な連携が求められます．

妊婦を検査するときの注意点

妊娠週数が進んで子宮が大きくなり，横隔膜が持ち上げられると，心臓は横位心となります．そのため，心拍出量を算出するためにパルスドプラ法を用いて左室流出路血流速波形を記録する場合には，妊娠前と比べると入射角度が変わってきます．体位変換などの工夫が必要となりますが，心疾患を持った妊婦や，双胎妊娠，切迫流産の妊婦では大きなお腹を抱えて同じ姿勢でいると母子の負担となってしまうことがあります．「つらかったら遠慮なく早めにおっしゃってくださいね」などと，声をかけながら検査を行いましょう．

（山尾雅美）

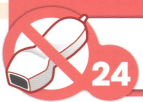

24 人工弁の種類を知らずに検査をしてはいけない

人工弁の種類

　人工弁には，機械弁および生体弁があります．機械弁は金属や炭素繊維でできており，その構造からボール弁（Starr-Edwards Ball 弁など），傾斜 disk 弁（Bjork-Shiley 弁，Medtronic-Hall 弁など），二葉弁（St.Jude Medical 弁，CarboMedics 弁など）に分類されます．現在では，耐久性や合併症予防の観点から，二葉弁が用いられています．一方で，生体弁はブタの弁やウシの心膜から形成されたものであり，生理的な構造に近づけるため三尖弁の構造をしています．ステント付き生体弁（Carpenter-Edwards MAGNA 弁，Medtronic Mosaic 弁，Mitroflow 弁など）とステントレス生体弁（Freestyle 弁など）があります．近年本邦でも普及している，経カテーテル大動脈弁植え込み術（transcatheter aortic valve implantation：TAVI）で使用されているのは，生体弁（CoreValve 弁，SAPIEN 弁）です．

生体弁と機械弁の違い

　生体弁の利点としては，生体組織を用いているため溶血や血栓による合併症が少なく抗凝固療法が不要な点があります．一方で，ウシやブタの心

図 24-1 ┃ 人工弁の種類やサイズによる正常値

			僧帽弁位				大動脈弁位		
		サイズ (mm)	最高流速 (m/s)	圧較差 (mmHg)	有効弁口面積 (cm²)	サイズ (mm)	最高流速 (m/s)	圧較差 (mmHg)	有効弁口面積 (cm²)
生体弁	Carpentier-Edwards	27	1.7 ± 0.3	6 ± 2		19		32 ± 3	1.2 ± 0.3
		29	1.8 ± 0.3	5 ± 2		21		26 ± 10	1.5 ± 0.4
		31	1.5 ± 0.2	4 ± 2		23		22 ± 9	1.8 ± 0.3
		33		6 ± 3		25		17 ± 5	
機械弁	傾斜 disk 弁 Medtronic-Hall / Björk-Shiley	27	1.4			20	2.8 ± 0.9	34 ± 13	1.2 ± 0.5
		29	1.6 ± 0.1			21		27 ± 11	1.1 ± 0.2
						23	2.6 ± 0.4	27 ± 9	1.4 ± 0.4
		33	1.5 ± 0.1			25	2.1 ± 0.3	17 ± 7	1.5 ± 0.5
						27	1.9 ± 0.2	19 ± 10	1.9 ± 0.2
	二葉弁 St.Jude Medical	23	1.5	11 ± 4	1	19	3.0	42 ± 10	1.5 ± 0.1
		25	1.3 ± 1.1		1.4 ± 0.2	21		26 ± 10	1.4 ± 0.4
						23	2.5	22 ± 8	1.6 ± 0.4
		27	1.6 ± 0.3	11 ± 4	1.7 ± 0.2	25	2.4	19 ± 5	1.9 ± 0.5
		29	1.6 ± 0.3	10 ± 3	1.8 ± 0.2	27	2.2	14 ± 4	2.5 ± 0.4
						29	2.0	14 ± 6	2.8 ± 0.5

人工弁の種類やサイズ，置換弁位によって，通過血流速度の正常値が報告されている．おおむね，僧帽弁位では 2 m/s，大動脈弁位では 3 m/s を超えると弁機能不全の可能性がある．

膜を使用する生体弁は機械弁と比べると**耐久性に劣ります**（10～15年程度）．また，植え込むことができる弁のサイズも機械弁と比べ小さくなる欠点もあります．機械弁は耐久性に優れていますが，その特性上，一生，抗凝固療法が必要です．

従来から高齢者は再手術の可能性が少ないため生体弁が選ばれていましたが，若年者においても，ワルファリンの内服が困難な場合，授子希望がある場合，出血が予想される手術が予定されている場合などは，**将来の再手術を覚悟して生体弁を選択する**ことがあります．現在，本邦では保険適応がありませんが，将来は，劣化した人工弁の中に TAVI で生体弁を再置換する（valve-in-valve）方法が選択肢の一つとして期待されています．

人工弁の種類によって基準値や観察するポイントが異なる！

人工弁置換術後は，生体弁であっても機械弁であっても，弁葉の可動性，弁座のぐらつきや異常構造物の付着，人工弁通過血流速度，弁逆流の有無を観察します[6]．ここで重要なのは，検査前に人工弁の種類やサイズを必ず確認しておくことです．これは，生体弁および機械弁の種類やサイズ，また同じ弁であっても，どの弁位に植え込まれるかによって，最高血流速度，圧較差，弁口面積の正常値が異なります（**図24-1**）．

また，機械弁である二葉弁ではヒンジ部分の血栓付着を予防するため，軽度の逆流が生じるように設計されています．軽度までの逆流なら許容されますが，異常な逆流血流には注意が必要です．人工弁の弁逆流には，経弁的逆流（transvalvular leakage）と，弁周囲逆流（paravalvular/perivalvular leakage）があります．経弁逆流は，人工弁の経年変化によっても生じますが，中等度以上の逆流が観察される場合は，弁葉の劣化，生体弁尖の裂開（tear），パンヌスの増殖や血栓弁を疑います．一方，弁周囲逆流は，弁輪部縫合不全の所見であり，弁周囲長の10%未満の範囲であれば軽度，10～20%で中等度，20%以上は重度と判定されます．**弁周囲長の40%以上に逆流を認めたり，弁座の動揺を認める場合には，弁が離脱する危険性**があり緊急再弁置換術が必要なこともあります．

（西條良仁）

Dr.Kの研究日誌 その3　論文作成のコツ～歴史に学ぼう～

論文作成をする際に，最初から何の悩みもなくデータ収集から解析・まとめまで至った人を見たことがありません（どこかにはいると思います）．研究は多くの場合，先人達の通ってきた道の続きであることが多いです．たとえば，徳島大学から2015年にJACC誌に掲載された運動誘発性肺高血圧症の論文で用いた，新たな肺血管障害を検出する指標である「平均肺動脈圧と心拍出量の比ΔmPAP/ΔCO」も，古くから使われている心カテーテル検査により求められる肺血管抵抗を概念の基礎にしたものです．さらに，この指標自体すら実は2015年より数年前から使われていました．

まったく新たなものを生み出すことは一般人ではほぼ不可能です．よって，医学領域で論文を作成する際に最も必要なことの一つは「先人の知恵」を学ぶことと思います．よく論文を一つ書くのに，30本は論文を読みなさいと言いますが，これは何も誇大なことではなく，さらっと目を通すものを含めれば，50本程度読む必要があります．読み終わるころには，理論立てて論文を書くことが自然とできるようになるでしょう．また，研究の世界では先人たちの結果に重きをおかれる傾向があるので，逆に言えば自施設で歴史があった場合，その歴史に基づいて，自分の研究を進めるとスムーズにいくことが多いです．たとえば徳島大学では，1970年台の黎明期からご活躍されていた大木　崇先生が「拡張能」についての研究が十八番であったこともあってか，私の学位論文（2007年）も心房細動の拡張能を取り扱ったものでした．上司の得意分野から手をつけるのはおススメです．

（楠瀬賢也）

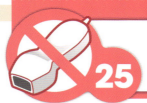

25 透析のタイミングを聞かずに血行動態の評価をしてはいけない

透析患者の循環血液量は変化する

通常は，体液の量と質を腎臓が調節して恒常性（ホメオスタシス）が保たれるため，食事や飲水，運動などの影響が多少あるものの，一日を通じて循環血液量はほぼ一定に保たれています．したがって，利尿薬などの薬物が投与されていなければ，検査を行っている時点での循環血液量が通常の状態と考えてよいです．しかし，透析患者ではホメオスタシスが破綻しているため，**循環血液量は，透析直後に最小で，次第に増えていき，透析直前が最も多い状態**になっています．したがって，どのタイミングで心エコー図検査を施行するかにより，循環血液量が異なります．

中1日と中2日

慢性透析のほとんどの患者は週に3回の透析を受けておられるため透析のタイミングが中1日のときと，中2日のときがあります．つまり，月・水・金で透析を受けられている方は普段は中1日ですが，土・日は中2日になります．したがって，透析患者が溢水になる可能性が日曜日に高まります．もし，日曜日に溢水になってしまうと当直医師が緊急透析を回さなければならなくなります．つまり，金曜日の透析後の血行動態は，月曜日や水曜日より慎重に評価する必要があります．このため，**金曜日の透析後にうっ血所見や，左房圧の上昇があった場合には，レポートを返すだけでなく，主治医に連絡する**と喜ばれるはずです．

透析患者における左室拡張能の評価

慢性透析患者は，一般的な患者と血行動態の評価法が違う訳ではありません．透析患者は僧帽弁輪部に石灰化が強い場合があり，そのために僧帽弁狭窄（MS）をきたし，僧帽弁口血流速波形のE波が増高することがあります（p116 ⑥⑤参照）．また，弁輪石灰化があると弁輪の運動が制限され，僧帽弁輪運動速波形の e′ が低下することがあります．そうすると，**左房圧が上昇していないにもかかわらず，E/e′ が著明に上昇**してしまいます．したがって，透析患者の E/e′ の判断には，気をつけます．

いつエコー評価をするか

透析の除水量が適切かどうかを評価する場合，あるいは，患者に心不全の兆候があるのなら，**dry weight の設定のための心エコー図検査は透析直前**のタイミングがよいと思います．透析直前に肺高血圧を認めていたり，grade 3 の左室拡張不全を示す場合には，除水量を増やしてもらいます（dry weight を減らす）．

一方，**透析困難症（透析中に血圧が低下するなど）の場合には，透析直後**のタイミングに血行動態を評価します．たとえば，下大静脈が完全に虚脱しているような状態であれば，除水量が多すぎて前負荷が足らずに血圧低下を招いている可能性がありますし，S字状中隔に伴う左室流出路狭窄があればそれが原因であるとわかります．このような流出路狭窄はダイナミックに変化するため，透析直前で循環血液量が増えると流出路狭窄が消失してしまうこともあります．このような場合には，除水量を減らしてもらいます（dry weight を増やす）．

（高川由利子）

第3章 検査施行時のオキテ

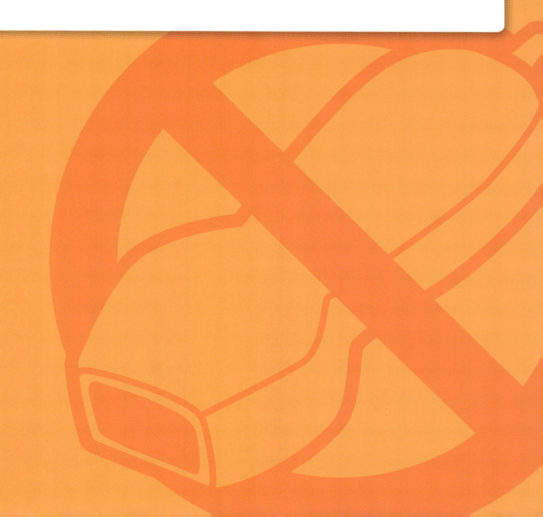

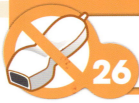

26 目的を知らずに検査をしてはいけない

依頼者が何を求めているのか？

検査を依頼した医師が**なぜ心エコー図検査を依頼したのか，何が知りたいのかをくみ取って，それに応える**レポートが理想的です．たとえば，同じ心房中隔欠損症（atrial septal defect：ASD）の患者の検査でも，「心電図異常，心雑音の精査」が目的であるならば，ASDを指摘するだけでもよいのかもしれませんが，「治療法の検討」が目的なら，肺体血流比（Qp/Qs）や肺高血圧の程度，欠損孔のサイズやリムの長さなどの評価が求められます．たとえば，レポートのコメントも，次のようになります．

①依頼目的「心雑音の精査」に対するレポートのコメント例
「右室と右房の拡大を認め，最大長19 mmの2次孔型ASDを認めます．Qp/Qs＝2.0であり，閉鎖術をご検討ください」
②依頼目的「ASD例の治療法の検討」に対するレポートのコメント例
「2次孔型ASDの最大径は19 mm，Qp/Qs＝2.0でした．大動脈側のリムは3 mmしかありませんが，その他の部位は5 mm以上あり，カテーテル治療の適応があると考えますので，経食道心エコー図検査での精査をご検討ください」

依頼目的を把握せずに検査をすると，困った事態が生じることもあります．たとえば，マルファン症候群の患者で定期フォローアップの依頼の場合で，主治医は上行大動脈の拡大を心配してエコーのオーダーをしていたのに，依頼目的を最後まで読まずに検査をしてしまい，二尖弁などのほかの詳細な評価をしてレポートを書き上げて悦に入っていると，「上行大動脈のアーチに近いところの瘤の最大径はどうだった？」と聞かれて困ったことがありました．

誰がレポートを読むのか？

逆に，あまりにも詳細な情報を循環器内科以外の医師のレポートに記載した場合，何が重要なのかがわからず，重要なことが伝わらないことがあります．**循環器内科以外の医師からの検査依頼であれば，専門用語を用いないで，わかりやすく，重要なことのみを書く**ことが大切です．たとえば，心不全において，循環器内科医には左房圧や右房圧が上昇しているなどの記載をしますが，これでは循環器内科以外の医師には伝わりにくいため，**「左心不全です」，あるいは，「右心不全の状態です」など端的に書くほうが親切**です．「心エコー図だけでは心不全は診断できない」（p105 ㉖参照）と言うものの，この場合は非専門医に心不全状態を伝えることのほうが大事です（p157 ㉛参照）．

①循環器内科医に対する心不全状態のコメント例
「僧帽弁口および肺静脈血流速波形のパターンから左房圧の著明な上昇が示唆され，下大静脈の状態から右房圧の上昇も疑います」
②外科医に対する心不全状態のコメント例
「両心不全の状態です．循環器内科にコンサルトしてください」

後からデータを求められることも

貴重な症例などで後々，詳細なデータを求められることがあります．特に大学病院では，心エコー図検査は正常で大した症例ではないと思っていても，ほかの臓器で希少疾患であることがわかり，心エコー図を求められたりします．また，抗がん剤治療などが始まった場合，ベースラインのデータとして重要になることもあります．当センターでは，どんな症例でも，可能なかぎり美しい画像を残し，基本断面は動画像で保存するようにしています（p18 ⑩参照）．

（林　修司）

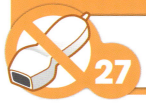

27 パニック所見があったら，検査を続けてはいけない

パニック所見とは

　各種臨床検査において，生命の危機を示唆する病態，緊急治療を必要とする病態を示唆する所見に遭遇することがあります．臨床検査ではこのような値（像）をパニック値（像）あるいは緊急異常所見として，ただちに医師に報告するよう定められています（表27-1）．心エコー図検査においても，生命の危機や緊急治療を必要とするような病態を見つければ，検査を続けるのではなく，ただちに医師に報告しなくてはいけません．

重症でも無症状

　急性冠症候群，大動脈解離，肺血栓塞栓症は3 killer chest painと言われ，すぐに処置をしなければ生命にかかわる代表的疾患ですが，このような重篤な状態でも，まったく無症状ということがあります．なんの症状もなく検査室に元気に歩いてきているのだから重篤な疾患はないはず，という先入観は危険です．

不整脈にも注意

　心エコー図検査の前に心電図を確認した際，重篤な不整脈を発見することがあります．また，血圧測定時に高度の徐脈が見つかることがあります．検査を始めるために心電図を装着したとき，モニターで完全房室ブロックであることが確認されることもあります．心電図をつけたら，きれいに波形が出ていることを確認するだけでなく，その波形自体にも気をつけるのがよいでしょう．

想定範囲外の所見

　下大静脈径を計測中に肝腫瘍を発見したり，傍胸骨左室長軸断層像の観察中に胸部食道の腫瘍を発見したり，心エコー図検査で，循環器領域以外の異常所見を偶発的に見つけてしまうこともあります．心エコー図検査に直接関わりのない所見でも重要な発見は必ず報告するようにしましょう（p90 52参照）．

パニック所見はなくても

　心エコー図検査中にてんかん発作が起こったり，不穏になったり，失禁したりと検査の中断を余儀なくされることがあります．当センターでは，看護師が常駐しているので，状態がよくない患者や，何かありそうな患者の検査中はそばについてもらいます．予測しない事態が生じた場合も慌てず，冷静に対応することが大切です．

（藤原美佳）

表27-1 心血管エコー検査のパニック所見

心エコー図検査のパニック所見		
急性冠症候群	心タンポナーデ	心腔内血栓
大動脈解離	重篤な人工弁機能不全	心腔内腫瘍（腫瘍を含む）
感染性心内膜炎	肺血栓塞栓症（肺高血圧）	左心不全（重症）
右心不全（重症）	心室中隔穿孔	仮性心室瘤
重篤な不整脈（心室細動，心室頻拍，高度・完全房室ブロック，高度徐脈，ペースメーカ機能不全など）		

血管エコー検査のパニック所見		
大動脈解離	頸動脈解離	急性動脈閉塞
深部静脈血栓（肺塞栓の高リスク例）	悪性腫瘍	
頸動脈要注意プラーク（可動性プラーク）		

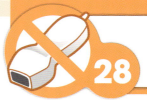

28 患者を見ずに検査を続けてはいけない

検査をする前に，まず現在の状態の確認

患者の容態を悪化させることなく安全に検査を行うことは，当センターが最も大事にしていることの一つです．検査に来て，病状が悪化したり，転倒して新しい病気をつくって帰ったり，というようなことだけは，避けなくてはいけません．そのためには，来室された患者の状態をよく見ることが必要です．患者が何か症状を訴えている場合，慢性的な既知の症状であればまず問題ありませんが，カルテにも書かれていない急性症状であれば，検査技師は速やかに医師に報告しなければなりません．当センターには医師が常駐しているので問題ありませんが，検査室に医師がいない場合には，緊急連絡先を共有しておくべきです．

また，車椅子で来られると思っていた患者がストレッチャーで来たり，カテコラミンを投与されている患者がベッドで運ばれてきたり，やばそうと感じたら，医師か上級技師に声がけをしましょ

う．そういう状態でフルスタディを求められることはありえません．必要な記録と計測だけ行って，できるだけ早く病棟に返すよう心がけます．

バイタルサインはいつでも大事

当センターでは，検査の前に身長，体重，血圧，脈拍を測定します．これは，血行動態の評価にも必要な情報ですが（p14 ❽，p16 ❾ 参照），患者の今の血行動態が不安定かどうかの判定にも役立ちます．ぜいぜい，はあはあと息が苦しそうなら，パルスオキシメータで酸素飽和度も確認します．検査室までの移動だけで酸素状態が悪化していることもあります．必要なら酸素投与を開始し，呼吸状態を安定させてから検査にかかります．呼吸困難の強い患者を無理やり仰臥位にすることは避け，座位での検査にします．

検査中も患者の様子を確認したり，時々声がけをしたりすることが大事です．余裕のない新人さんが，検査をするのに一生懸命になるあまり，患者が苦しそうにしているのに気づかずに検査を続

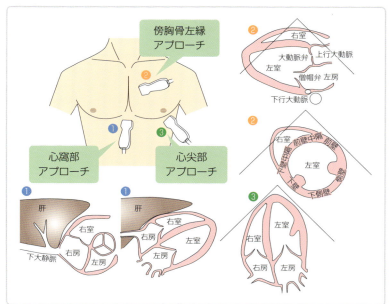

図 28-1 FoCUS のアプローチ法と観察断面

FoCUS は，心エコー図を専門としない医師がベッドサイドで手早く血行動態の異常を検出するために開発されたプロトコールであるが，症状を訴える患者，血行動態が不安定な患者などでさっと心臓を見るには検査室でも有効な手段である．
（文献1より引用改変）

けていることがあります．医師が検査のチェックをしようとしたら，患者が起座呼吸になっていて，SpO₂ = 80%などということが，当センターでもありました．

胸痛の原因検索

緊急性のある胸痛の鑑別診断，急性冠症候群，大動脈解離，肺血栓塞栓症，なんて救急外来の話でしょ，と思われる人がいるかもしれません．しかし，たまに，普通の検査依頼で見つかることがあります．そのような重篤な疾患でも，症状が軽症あるいは無症状のことがあるからです(p45 ㉗ 参照)．"胸痛"という主訴で検査が依頼されている場合には，ルーチンの検査項目を順番どおり記録していくのではなく，さっとスキャンして，これらの疾患を否定しておくのがよいです．いわゆるFoCUS(focused cardiac ultrasound)のプロトコールを2，3分間でやって，**異常があればすぐにドクターコール**をしましょう(図28-1)¹．

もし異常がなければ，ひとまず安心してゆっくりとルーチン検査を行えばよいのです．

誰のための検査か

病気を診断するための情報を提供するのが検査に携わる者の仕事で，提供した情報をもとに診断がつけば治療が行われて患者のQOLや予後が改善します．ですから，診断に必要なのであれば，**多少検査がつらくても検査を優先させる**ことが最終的には患者のためになると思います．そのあたりは，うまく説明して同意をもらいながら検査をするしかありません．そうやって説明しても検査はいやだ，と検査に非協力的な患者もいます．それを無理やり押さえつけてまで検査するのはよくないですから，検査をあきらめざるをえないこともあります．このあたりは，普段診察している医師であれば患者との信頼関係ができていて，少しは無理を聞いてもらえるのですが，検査室で初めて患者に会う技師にとっては，ちょっと厳しいのだろうな，と思います．「先生に頼まれていますので…」と，ある程度は医師のせいにして，検査を遂行するのも仕方ないことでしょう．ただ，限られた時間の中でも患者にとって少しでも有益な情報が得られるように，**「患者のための検査」という気持ちをいつも忘れない**ようにしたいです．

(高川由利子)

徳島大学病院超音波センターで研修して

彩の国東大宮メディカルセンター検査科　**岩見茉以**
徳島大学病院超音波センター研修：2016.4.1 〜 2018.3.31

学生のころ，何かスキルを身につけたいと漠然と思っていました．そのときに偶然，徳島大学病院の心血管エコー修得プログラムを見つけ，帰宅途中の道端で電話をかけたことを覚えています．そして大学卒業後の2年間，私は住み慣れた東京から徳島の地へ移動し心エコー・頸動脈エコー漬けの日々を過ごしました．

研修は，すべての検査がダブルチェックです．そして，センターのスタッフ方はエコー検査に本気の人しかいないので，ある意味安心して研修に臨めますが，自分のミスや見逃しは目の前で暴かれます．また，きれいな画像を出してこそのエコー検査において，術者の違いで，これだけクオリティが違うのかと何度も見せつけられました．しかし，そのおかげで多くの失敗を経験し，どうしたらもっとよいのかと考える地固め作業を徹底してもらえたと思います．

私はこの研修でエコー検査がとても好きになり，就職した今でもこの検査に携わっています．研修で得た経験を土台にこれからも頑張っていきたいです．

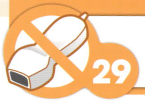

29 患者の息止めを行うとき，検査者も息をしてはいけない

なぜ，息止めを行う必要があるのか

　心エコー図検査を施行する際，患者に息止めをしてもらうことは美しい画像を記録するうえで重要です．心臓は全体的に絶えず動いており，さらに吸気と呼気では，心臓の位置が少なからず変化します．心臓全体の動きが大きいと，詳細な観察の邪魔になり，壁運動の評価が難しくなりますし，ドプラ波形も安定しません．長く息止めができない患者でも，画像を記録するタイミングでは，なるべく息止めをしてもらうことが望ましいと考えます．当センターでは，**息を止めずにキャプチャーされたぶれる動画は厳禁**ですし，**ドプラ波形も息止めをして安定した波形を記録**しています．

呼吸をコントロールする検査テクニック

　初心者は，呼吸周期を考えずに，よい画像を出そうと絶えず一生懸命プローブを動かしがちです．きれいに見えていた画像が呼吸で見えなくなると，またプローブを動かして探しにいきます．そんなとき，プローブを動かさずにちょっと待てば，同じ呼吸条件のときにきれいな画像が出てきます．そこで息を止めさせればいいのです．

　患者の中には，吸気時に心尖部が胸壁に近づくことで心尖部アプローチの描出がきれいになる方がいます．心尖部アプローチは，最大呼気時にきれいに見えることが多いのですが，その一肋間下からのアプローチで最大吸気時にきれいに描出できれば，そのほうが真の心尖部に近い心尖部断面となります．

患者の気持ちになって検査をする

　検査に没頭するあまりに，ついつい患者への配慮に欠けてしまうことがあります．息を吸ったり吐いたりを繰り返すことは思っている以上に大変であり，特に**高齢者や呼吸不全の患者にとっては苦痛**となります．検査中には吸気もしくは呼気時に息止めをしてもらうことが多くありますが，その際にきれいな画像を記録するため検査に必死になって，患者が真っ赤な顔をしていることはありませんか．検査に没頭してしまわないようにするためには，**患者に息止めをしてもらっている間は，自分も息を止める**ことをお勧めします．もちろん，酸素を吸入している患者や頻呼吸の患者では，息止めを最小限にしなければいけませんし，元気な若い患者であれば多少長い時間でも息止めをしてくれるでしょう．また，検査前に息止めを何回かしてもらうことを説明し，「息を止めるのが大変であれば，遠慮なくおっしゃってください」とか「苦しくなったら息をしてもかまいませんよ」などと声をかけておくと，患者に不愉快な思いをさせずに検査ができます．

息止めのデメリット

　検査中に息止めをすることが重要と述べましたが，あまり長く息止めをするとValsalva負荷がかかってしまいます．Valsalva負荷がかかると，静脈還流量（前負荷）が減少し，左室拡張能や左室流出路狭窄の評価に影響します．次の項で詳しく説明しています．

（鳥居裕太）

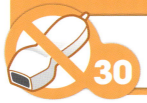

30 深呼吸をさせて息止めをしてはいけない

上級者の呼吸コントロールテクニック

呼吸の操作は簡単なようでテクニックを要します.「息を吸って〜，吐いて〜，止めて！」というかけ声が基本的な呼吸操作法です．初級者でありがちなのが，せっかくきれいに描出されているのに，そのタイミングで息を吸わせて，見えていた画像が見えなくなってしまうことです．検査の最初のほうでは,「息を吸って」「吐いて〜，息を止めてください」と息止めの練習を行い，慣れてきたら**プローブを持つ手で患者の呼吸を感じながら**息を吐いたところで「息を止めてっ」と指示すると，きれいに描出された画像のままで記録ができます．

また,「息を止めて」と言うと，息を吸ってから止めてしまう患者が少なくありません．そのような場合には,「そのまま息を止めて」「吸わずにそのまま止めて」と声をかけるとよいでしょう．

呼吸を利用した検査

息止めを利用した負荷法がValsalva負荷です．Valsalva負荷とは，息ごらえをさせて胸腔内圧を高め，心臓に還流する血液量を減少させて前負荷を減らす負荷法です．このとき，深く息を吸ってしまうと右心系の静脈還流量が増えますし，画像の描出自体が不良になってしまうので，息を吐いた状態か，少し吸ったところで息を止めます．この負荷法は患者の協力が欠かせませんので，およその息止めの長さや，息の止め方についてなど丁寧な説明が必要です．息の止め方は,「お腹にぐっと力を入れて！」など伝わりやすいかけ声で説明するのもよいと思います．「便をするときのようにおなかに力を入れて，力んでください」というとわかりやすい方もいます．それでも十分なValsalva負荷所見が得られないときは，**心窩部やや右側の位置で下大静脈の上を平手で押さえる**と，前負荷の軽減を助長します（**図30-1**）．この手技は，鎮静下の経食道心エコー図検査で，Valsalva負荷をかけたい場合にも有用です．

呼吸による血流量の変動

心膜が正常であれば，吸気で胸郭が拡がって胸腔内圧は低下し，それに続いて心膜腔圧および心腔内圧が低下します．その結果，**吸気時には静脈灌流量が増加して，右心系の血流量が増えます**．一方で，肺静脈系は胸腔内に存在するため，左房圧，左室圧は一様に低下して**左心系の血流量はあまり変化しません．**

収縮性心膜炎や心タンポナーデで，左室拡張能が重度に障害されると，吸気時に三尖弁口血流速波形の拡張早期波が著明に増高する一方で，僧帽弁口血流速波形の拡張早期波が著明に減高します．このような呼吸周期における異常な血液流入動態を用いて，特殊な病態が診断できることがあります．

（平田有紀奈）

図30-1 ┃ Valsalva負荷時の増強法

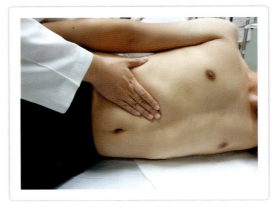

31 心雑音があれば，その原因がわかるまで検査を終わってはいけない

エコーとCT/MRIの違い

CTやMRI検査は，一定量の画像データを取得してそれを読影する検査です．一方，エコー検査で取得する画像は，ルーチン検査で記録する断面がある程度決められているものの，検査者の裁量でいくらでも増やすことができます．つまり，CTやMRIの画像取得と違って，エコー検査では考えながら，必要な画像を取得していくという作業が必要です．

逆にいえば，ルーチンで記録する断面だけの検査で終わってしまうと，診断できないことがありますし，後から見たいと思ってもそこに患者がいなければデータの取得は無理，ということになります．

たとえば，検査前の聴診で心雑音を聴取した場合，その成因を同定することは非常に重要なことで，それを診断することが心エコー図検査の使命であると言っても過言ではありません．

聴診時の心時相は，触診で確認する

最近は循環器内科医でも聴診が苦手な医師が多く，検査依頼書に詳細な聴診所見が書かれていることは少ないです．書いてあっても，たいていは，"心雑音精査"です．まずそれが何の心雑音であるか，最強点はどこであるか，など検査者自身が確認しないといけません．心雑音の聴診では，雑音の種類と最強点を同定します．大雑把には，収縮期雑音，拡張期雑音，連続性雑音に分類されます．これは，患者の橈骨動脈の脈を触診しながら，聴診すればすぐにわかることで，脈が触れるときに聞こえるのが収縮期雑音です．この雑音の種類がわかれば心疾患を絞ることができ，後は最強点にプローブを当てれば，ほとんどの心雑音の原因がわかります．

収縮期駆出性雑音の成因

収縮期駆出性雑音の主な成因として，ASと閉塞性肥大型心筋症が教科書に記載されています．しかし，臨床の現場で最もよく経験する収縮期雑音は，大動脈弁の退行性変化による収縮期駆出性雑音です．大動脈弁口血流速度が1.5 m/s以上であれば，ほぼ聴診できます．当施設では，通常同血流速度が2.5 m/s以上であれば，ASと診断し，それに至っていない，すなわち1.5 m/s以上2.5 m/s未満で，大動脈弁尖のエコー輝度が上昇して石灰化を認める場合を，大動脈弁硬化（aortic valve sclerosis：AVS）とレポートの診断名に記載します（図31-1）．AVSには，ASの前段階であるということと，それだけで冠動脈疾患のリスクになりうるという2つの臨床的意義があります．

また，よく見落とされがちなのがS字状中隔による左室流出路狭窄です．S字状中隔の患者が，貧血や脱水で左室流出路血流速度が速くなった場合に，聴診で指摘されることがあります．S字状中隔は稀に，労作時の胸部症状や周術期における循環状態の悪化の原因となることがあります．安静時には有意な流出路狭窄をきたしていな

図31-1 ┃ 大動脈弁硬化

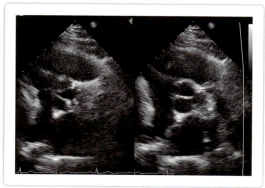

大動脈弁が3尖共に輝度が上昇している．この症例では，大動脈弁口血流速度は2.4 m/sだった．

くても，労作時に誘発されることがあります．検査室では，図31-2[2]のようにValsalva負荷や体位変換による変化を観察することで診断できることがあります．労作性症状がある場合には，低濃度ドブタミン負荷心エコー図検査が，病態を再現するのに有用です．

エコーで同定できない心雑音

若年者で聞こえる無害性雑音は，心エコー図で原因の同定はできません．これは，肺動脈弁領域が最強点であることが多く，Ⅰ音の直後の収縮早期のみに聞こえる（Ⅱ音までは到達しない），軽微な雑音です．一方，同じ無害性雑音でも，甲状腺機能亢進症や肝硬変に伴う場合は，肺動脈血流速度の増加として捉えられる場合があります．また，小児では静脈コマ音を聴取することがありますが，これは連続性雑音として聴取します（座位で聞こえても，臥位で減弱あるいは消失します）．

聴診のトレーニング，耳の鍛え方

昔は心音図検査があり，耳で聴こえる雑音を目で見ることができました．最近は心音図検査をほとんどしなくなったので，聴診のトレーニングができるのは，心エコー図検査を行う者の特権と言えます．超音波検査の前に行った自分の聴診の所見と，エコー所見を対比させることが，聴診技術の向上に役立ちます．当センターでは，ルーチンの心エコー図検査であっても，原則心音図を同時記録しています．心音図は，収縮期と拡張期の同定に役立つだけでなく，心雑音の確認にも活用できます．

心音のバイブルは坂本二哉先生の「臨床心音図学」（南山堂，復刻版はメディカルエレクトロタイムス社），福田信夫先生の「心疾患の視診・触診・聴診」（医学書院，通称赤本）です．技師さんにお勧めするのは，坂本二哉先生の「心臓聴診エッセンシャルズ」[3]です．また，YouTubeで"心雑音"や"心音"と検索したり，聴診器メーカーのホームページで，典型的な音を聞くことができます．まず，それらで雑音に慣れるとよいでしょう．そして，毎日の検査の際に聴診とエコーを繰り返します．聴診ができるようになると，心エコー図検査がさらに楽しくなると思います．

（林　修司）

図31-2 | Valsalva負荷と体位変換で有意な流出路狭窄が誘発されたS字状中隔の例

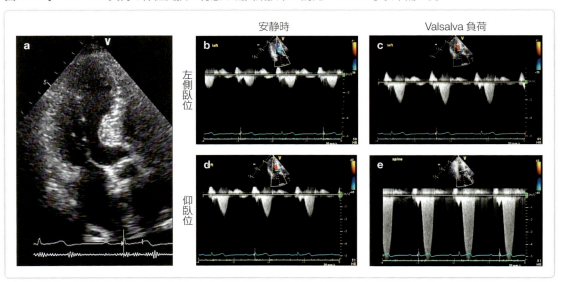

89歳，男性．入浴中の動悸，立ち上がったときなどに起こるふらつきといった症状があった．左側臥位（b，c）あるいは仰臥位（d，e）で，Valsalva負荷前後の左室流出路血流速波形を示す．仰臥位でValsalva負荷を施行すると，収縮期僧帽弁前方運動が出現し，左室流出路血流速度は2.0 m/sから5.0 m/s以上まで加速した（e）．
（文献2より引用）

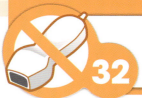

32 マニュアルどおりの検査で終わってはいけない

検査中に疑問を感じる

　機械的にルーチン検査をこなしていませんか．レポートに「左房拡大」，「左室拡大」，「左室肥大」と結果を書いているのに，「どうして？」とその理由を聞かれてつまることはありませんか．==異常があれば，なぜ拡大や肥大があるのか，疑問に感じなければいけません==．たとえば，左房が大きいのなら，年齢相応の変化なのか，弁膜症があるのか，左室に異常があるのかなど，大きくなる原因を考えて判断しなければいけません．そのためには，ルーチン検査項目以外の測定や，ときには体位を変えての記録も必要です．疑問をそのままにして検査を終了すると，ルーチン画像には答えは写っていないので，後で考えても"記録にない"ものはどうすることもできません．

　==検査中は五感のすべて，ときには第六感も含めて自分のフルスペックを動員して検査にあたること==が重要です．ぼーっと検査していたのでは，上達することなく何年も時間だけが過ぎていきます．よく"考えながら撮る心エコー図"と言われます．これこそが，CT検査やMRI検査などの画像診断にない，心エコー図検査の醍醐味と言えます．

見えているものを見落とさない

　画面にはちゃんと描出されているのに見落としていることもあります．たとえば，「冠静脈洞が大きい」，「冠動脈起始部が大きい」など，ルーチン計測に入っていないので，目に入っていないことがあります．

　冠静脈洞の拡大は，左上大静脈遺残（persistent left superior vena cava：PLSVC）の可能性が高く，ペースメーカ植え込み術や，不整脈に対するアブレーション手技の術前検査では，その存在を指摘しておくことが非常に重要です（図32-1）．PLSVCは心房中隔欠損をはじめ，ほかの先天性心疾患を合併することもあります．特に小さな心房中隔欠損は，右心系がやや大きいことも含めて見落とされがちです．

　最近の機種は，冠動脈起始部はほとんど描出可能で，冠動脈が大きければさらに描出が簡単です．冠動脈の異常な拡大は，冠動脈瘻（図32-2）や左冠動脈肺動脈起始症（Bland-White-Galand症候群，図32-3）を診断するきっかけになります．これらは，必ずしも心電図異常もきたさず，ルーチン検査を漫然と行っていると見落とすことがあります．

　また，高齢者に多い食道裂孔ヘルニアは，左房の後ろに異常構造物様に描出されます．診断は難しくはありませんが，見慣れていない先生方から，ときに腫瘍疑いで照会いただくことがあります．また，ヘルニアの存在が左房を刺激して不整脈の要因になることもあるため，高齢者で不整脈の原因検査の際には鑑別を要します．

図32-1 ｜ 冠静脈洞の拡大

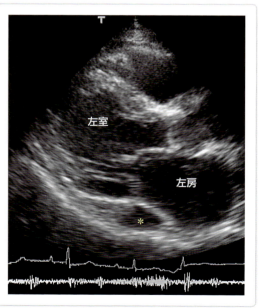

傍胸骨左室長軸断面で房室間溝に拡大した冠静脈洞（＊）が見える．

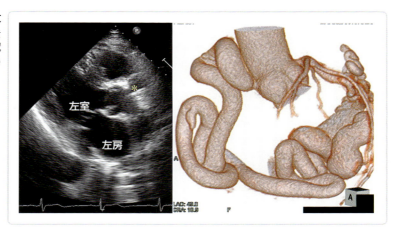

図 32-2 | 右冠動脈入口部の拡大
右冠動脈から右房への冠動脈瘻を認めた症例．造影 CT では，右冠動脈が著明に拡大し蛇行しているのがわかる（右）．

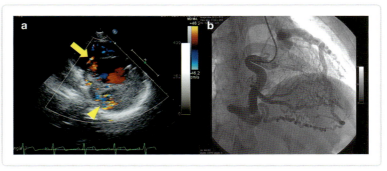

図 32-3 | 左冠動脈肺動脈起始症
a：左室短軸断面カラードプラ法で，中隔枝（矢印）を介した無数の側副血行路を認める（▲）．
b：同例の冠動脈造影．著明に拡張した右冠動脈から左冠動脈へ向かって発達した側副血行路が見られる．これを介して左冠動脈が逆行性に造影され，主肺動脈に流入している．

見えていないものを見にいく

　陳旧性心筋梗塞症例で，血栓の有無の確認が必要なことはよく知られています．しかし，特に心尖部血栓は，マニュアルどおりの心尖部長軸，二腔，四腔断層図であれば見落とされることがしばしばあります．心尖部が瘤を呈している場合，血栓があるかもしれないと思って，心尖部をさまざまな角度から観察したり，ときにはプローブの周波数を上げてみたり，小児用プローブに変えてみたりすることで，見落としを防ぐことができます（p141 80参照）．

　また，心房中隔瘤があれば卵円孔開存があるかもしれない，WPW 症候群ならエプスタイン病があるかもしれない，吸気に増強する収縮期雑音を聴取するなら肺動脈狭窄があるかもしれない，など，==普段から知識を蓄えておくことも見落としを減らす==ことにつながります．

（阿部美保）

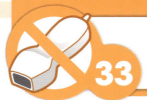

33 むやみやたらに動画をキャプチャーしてはいけない

当センターの画像システム

　当センターでは現在，9台の超音波診断装置が稼働しています．すべての装置が医療情報部のPACSサーバーと接続されていて，キャプチャーした静止画像，動画像が保存できます．一部のハイエンド装置は，それぞれのメーカーのワークステーションにも接続されており，手動，あるいは自動でワークステーションにもデータを保存して，特殊な画像解析をしています．センター独自のサーバーを使っていたころは，ハードディスク容量やメンテナンスに悩まされていましたが，病院の医療情報部で管理してもらえるようになり，管理者のストレスがかなり減りました．

　超音波装置とファイリングシステムがDICOM SR（structured report）に対応していれば，装置で計測した値をレポート作成システムに自動で取り込ませることができます．とても便利な機能ですが，費用の問題で当センターでは導入できていません．装置やファイリングシステムを購入した後に追加すると非常に高額になるので，今後，システムを導入される施設では導入時にぜひ検討してください．

心エコー図検査の撮像枚数

　当センターの経胸壁心エコー図検査は，教育の目的もあり計測項目が非常に多いです．また，ダブルチェック体制をとっていることもあって，特に異常所見がない検査でも，30～40枚の静止画と動画像撮影をします．何か所見があるとどんどん画像が増えていき，気がついたら100枚を超えてしまうこともたまにあります．1検査あたりの画像枚数が増えると，後から閲覧する場合に，必要な画像を探すのに苦労します．レポートを書くときに見たい画像がないことを思えば，撮っておいたほうがよいのですが，100枚も画像があれば見たい画像を探すだけでも大変です．ちなみに，当センターでは，研修生や研修医の撮った画像を見せたくないということもあって，レポートに添付した画像以外は，超音波センターのレポート記載権限を持たない医療従事者は閲覧できないしくみとなっています．

超音波データの容量

　当センターの超音波画像のファイルサイズは，静止画では1枚あたり288 KB，動画像では2心拍動画で1873 KB，5心拍の動画（心房細動例）で9742 KBでした．静止画に比べて2心拍の動画像では約7倍，5心拍の動画像では約34倍と，容量が非常に大きくなります．ですから，むやみやたらに動画をキャプチャーしたり，時間の長い動画をキャプチャーしていると，データの容量が知らない間に増大します．DICOMサーバーの容量には限りがあるので，サーバーがいっぱいになると買い足さなければならず，バックアップに必要な時間や維持管理費も増えます．

　リアルタイムでサーバーに画像が転送されるのではなく，検査終了のボタンを押すと記録していた画像がまとめて転送される設定であれば，==不要な画像，特に，同じ断面で撮り直したものなどは削除==することができ，サーバーのハードディスクを節約できます．

伝わる画像，見られて恥ずかしくない画像を残す

　山田先生がエコーを始めたころは，カラー画像はポラロイド写真（1枚約100円），動画はVHSビデオに保存していたそうで，残す写真は必要最小限にしないと，上司に叱られていたそうです．ドプラ波形は，ストリップチャートという巻紙に記録して，スクラップブックに切り貼りしていたそうです．デジタル保存ができるようになって，

かなり便利になりましたが，だからといってなんでもかんでも画像を残して，ハードディスクを無駄遣いするのはよくありません．

ルーチン検査で基本断面の動画像を残しておくことは，経過観察時の比較のために有用です．病態を証明するために必要な画像は必要ですが，とりあえず残しておけば何とかなるだろうと，むやみやたらに保存するのは感心できません．検査中に異常所見を発見し，それが伝わる画像を残さないといけません．どうやったらわかってもらえるだろうか，どんな画像なら伝わりやすいだろうか，そういうことを考えながら撮像をして，==「これだっ！」という瞬間を保存==します．発表で使われているエコーの写真が美しいことで定評のある竹内正明先生（産業医科大学）も，きれいな写真が撮れるまで，ときには1枚の写真に1時間以上かけている，と聞いたことがあります．「○○さんの撮ったエコーの画像はわかりやすい」，「これなら学会や論文に出してもいい」，そう言ってもらえる画像を残すよう，普段のなんでもない検査のときから心がけましょう．

特に大学病院では，心疾患がなくて正常と思って行った心エコー図検査であっても，他科の希少疾患と後から診断され，心エコー図の写真が発表や論文に使われることがあります．そんなときでも恥ずかしくない心エコー図を提供するためには，普段から最高の画像を残しておかなければなりません．

撮った画像を見直す

レポートを書くときに，自分が撮像した画像とチェックしてくれた医師・技師の画像を見比べてみてください．同じ患者，同じ装置，同じ条件で記録したはずなのに何か違う，その==違いに気づくことができたら，次から撮る画像がよくなる==はずです．どうして違うのかわからなければ，そのままにせずに質問しましょう．

（天野里江）

Dr.Kの研究日誌 その4　What is your statistical analysis software?

臨床統計を少しでもやったことがある人なら，タイトルの質問を話題に1時間は盛り上がれるのではないでしょうか．世界最大のシェアを誇る統計に使えるソフトはExcelですが，いわゆる一般的な統計ソフトとしては，SAS, JMP, SPSS, STATA, Prismなどがあります．あなたは何を使っていますか？　そして何が一番のソフトでしょうか．

まず，シェアをとったところが勝者，という考え方からだと日本の研究機関ではおそらくSPSSでしょう．私も留学後，メインで使っています．操作性がExcelに似ていることや，必要な解析にポイントを絞ってわかりやすく実行できることがうけていると思います．これの廉価版クローンみたいなソフトがMedCalcですが，「安価・アップデート無料・図表機能が意外にいけている」などの理由で個人的に使い続けています．

「じゃあ，このソフトを使いこなせれば，医療統計を実行するのに不自由はないのか」との質問には「No」と言わざるをえません．Introductionでも書いたのですが，医学統計分野は日進月歩です．「SPSSの追加パッケージを買っても＊＊の統計には対応できない」なんてケースに巡り合うことはしばしばです．そんなこんなで，今ではSPSSを軸に，MedCalc, JMP (CART analysisなど), R software (NRI, C-statisticsなど)を使い分けていたりします．スクリプトを要するソフトは慣れるまで使うのが面倒ではありますが，その分統計手順を自分で確認しながら実行できるという利点もあります．

「お勧めを一つ」と言われたら「まずExcelの使い方を…」になっちゃうんですが（笑），根性があるならR software，私みたいな根性なしには，SPSS (or MedCalc)かな，と思います．

（楠瀬賢也）

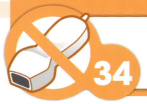

34 ソノグラファーが検査結果を説明してはいけない

法的な観点から

「結果はどうですか？ 悪いんですか？」と検査終了後に，患者から聞かれることも時々あります．では，ソノグラファーは検査結果に関してどこまで説明してもよいのでしょうか．臨床検査の結果説明に関しては，保健師助産師看護師法および臨床検査技師等に関する法律（昭和33年法律第76号）に基づき，医師の指示のもとに看護職員および臨床検査技師が行うことができることとされています．現時点での法律上，医師の説明を理解できなかった患者に，同じ内容を技師が伝えるのは問題ないかもしれませんが，==診断をするのは医師であり，技師が診断を下すことはできません==．明らかに早急に対応しなければならない異常を，技師が発見したときには，患者ではなくまずは医師に伝達しましょう．

事例から考える

《Case 1》
超音波検査中に，検査者間で専門用語を使い所見について話していたところ，患者に内容が伝わり，不安を与えてしまった．

《Case 2》
チェックの医師が検査前に「えーと，なんの患者？」と聞いたところ，研修生が「膵臓がんの術前心精査です」と言ってしまった．患者には膵臓がんであることが知らされておらず，患者から「えっ私，がんなのですか」と尋ねられた．

《Case 3》
上級技師が研修生にいろいろ説明しながらチェックをしたところ，検査時間が長引き，患者に余計な不安を与えてしまった．

検査室で笑ってはいけない

不安を与えただけで，損害賠償請求ということにはならないかもしれませんが，医療従事者として，患者の身体的状況のみならず，心理的な面についても常に細心の注意を払って対応します．患者の不安が高じて自殺したというような事態が発生すれば，責任問題が生じる可能性もあります．検査中に検査者間での会話で==笑ったり，無駄話をすることは厳禁==です．非侵襲的な検査とはいえ，楽しいことでは決してありません．駐車場で待たされ，受付で待たされ，診察室で待たされ，検査室で待たされ，疲れ切ってやっと検査室に入ったのに，笑いながら検査をされたら，私が患者なら殺意を覚えるでしょう．検査しながら「わからないな～」とつぶやいたり，「う～ん，おかしいなあ」と首を傾げながら検査をしたり，「前よりも大きいな～」「ここの動き悪いんちゃうん？」「これ，すごいなあ」など，患者の不安を煽る可能性のある言葉は慎まないといけません．

また，検査をしながら，ほかの患者の話をするのもタブーです．ほかの患者の前で検査結果について議論して個人情報が漏洩してしまった場合，臨床検査技師等に関する法律第19条違反で50万円以下の罰金となります．

検査中の指導

当センターでは，検査室の前に図34-1のような張り紙をして，教育機関であることを表示しています．また，学生などに見学させる場合は患者に同意をもらっています．病院全体の対応として，学生や研修生への協力を拒否した患者は，受診票のファイルの色が違いますので，検査前に確認しています．

また，研修生や研修医に対するチェックのときに，指導を行う場合もできるだけ検査が終わってから話をするよう心がけています．しかし，検査をしながら説明したいことも多く，少し説明が長くなりそうなときは，患者に一声かけるようにし

ています．当センターは，臨床だけでなく，教育と研究という使命を担っており，患者には負担をかけています．検査に夢中になるとついつい忘れがちになるのですが，**自分が患者の立場だったら，ということを常に意識**しながらあらゆる行動をとるべきでしょう．ただし，教育および研究目的の検査で患者の安全が損なわれることは許されません．元気な方ならまだしも，検査を受けるだけで苦しがる患者を押さえつけてまで検査するのはご法度です．

しつこい患者にはどう対応する？

「今のは心臓の音？」「どこか悪いところがあるんですか？」「大丈夫ですか？」と，検査中にしつこく質問してくる患者がいます．無視するわけにもいきませんし，いちいち応答していたのでは検査が進みません．そんなときの決め台詞を山口大学の和田靖明先生が教えてくれました．「**おしゃべりしていると，検査時間が長くなりますよ～**」

「検査の結果は主治医の先生から聞いてください」

臨床検査技師の立場として法的に問題のない範囲の説明はどのようなものなのでしょうか．患者が自分の病気や治療方法，あるいは自分の身体に関する検査結果を知ることは，患者の自己決定権を充足するものとして必要なものです．しかし，

図 34-1 教育施設であることを明示する張り紙

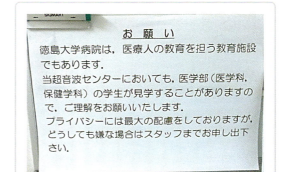

検査結果をすべて開示することが場合によっては，患者の不安を増大させ，もしくは重篤な病気の存在を知らしめることとなります．また，検査結果について患者に誤った内容が伝わると，医師が行う医療行為に影響することもあります．

技師に検査の結果を聞かれたときは，原則的には「技師が検査結果を説明してはいけないことになっていますので…」と，**検査の結果は主治医から説明を受けるように答える**のがよいです．検査で異常がなければ「悪いところはありませんでしたよ」とか，前回と比べてよい結果であった場合には「よくなっていましたよ」とか言ってあげたくなります．それくらいは許されることが多いと思いますが，「詳しいことは主治医に聞いてくださいね」と必ず付け加えてください．

（山尾雅美）

音中模索 ～ECHOはじめて物語～ 第3話

Torsion

　クリーブランドクリニックに留学が決まったとき，組織ドプラ法を何かに使おうと思って，東芝の装置1台と解析用のソフトウェアを貸していただいた．当時はストレインなどという言葉さえまだ使われておらず，組織ドプラ法で得られる心筋速度を利用して，心臓の収縮中心に角度を補正して左室心筋局所の平均速度勾配（MVG）を計算していた．このとき，ドプラ法の角度依存性という問題を克服するため，収縮方向への角度補正を行う必要があった．左室の短軸断面で，心筋の収縮中心への解析を行うとき，2時あたりの前壁と10時あたり下壁中隔は，ドプラのビーム方向と収縮の方向が直行してしまうので速度補正が不可能なため，そのソフトウェアでは同部位の計算結果を表示しないように黒くカバーされていた．しかし，その部位にも実は速度情報があり，僕はその速度は心臓の回転運動を反映するのではないかと妄想していた．

　たまたま同じラボに留学してきた納冨雄一先生にそのことを話すと興味を持ってくれて，動物実験のデータで心臓の回転運動の検討を試みてくれた．当初，前壁の速度成分と下壁中隔の速度成分は，ちょうど反対向きなので，足して2で割って平均的な回転速度を算出していた．時を同じくして，ラボにEchoPACがやってきた．EchoPACにはスペックルトラッキング法というおもしろそうな機能が付いていた（そのころはまだ，computed eyeball：CEBと呼ばれていた）．心臓の回転運動をエコー検査で見ることにメンターであったJames D. Thomas先生も興味を持ったようで，納冨先生は，その新しいEchoPACを使っていろいろな病的心の回転運動を解析するようになった．スペックルトラッキング法を使うと，左室短軸断面の全周性の回転運動を検出してその平均値を出すことが可能となった．当時我々のラボはEchoPACの開発にも協力していたので，いつしかEchoPACに左室の回転運動を解析する機能が付け加えられることになった．そのころには，左室の心尖部と心基部では回転運動に違いがあることが判明していて，その差であるtorsionが心機能の新しい指標になるのではないかと考えられるようになっていた．そして，torsionのスタディは，納冨先生のメインテーマとなり，tagging MRIでバリデーションをしたり，成長に伴う変化，疾患別の評価，左室拡張能との関連など，研究の幅が拡がり，ペーパーも何本か世に出て，納冨先生は一躍，時の人になった．

　心臓がねじれるためには，心膜という袋の中に入っていることが不可欠である．その証拠に完全心膜欠損症では，心臓はほとんど回転していない．しかし，心膜欠損症でも心不全をきたすことなく，心拍出量は保たれており普通に生活している．それを考えるとtorsionがどこまで心機能に影響を及ぼしているか疑問が生じる．確かに，収縮期に左室がぞうきん絞りのようにねじれることで心筋細胞間の弾性線維などに力が蓄えられ，それが拡張早期に一気にほどけることで左室弛緩を助長し，左室の急速流入に貢献しているようには思われる．ただ，ねじれなくても血液は駆出できる．まだまだわからないことは多い．

（山田博胤）

第4章
計測法のオキテ

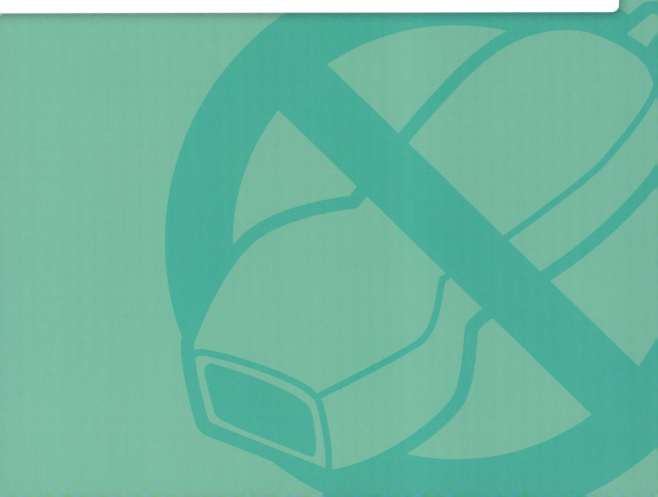

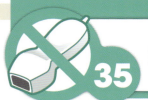

35 Mモード法でEFを計算してはいけない

Mモード法でのEF計測

　Mモード法でEFを算出する方法は，Teichholz法を用いて推定する左室容積から計算します．米国では「ティーショルツ」ではなく，「タイクホルツ」と発音するそうです．本法は，左室を回転楕円体と仮定して，傍胸骨長軸断面上で計測した左室拡張末期径と左室収縮末期径を使ってEFを計算します．このとき左室の長軸径は加味されていません．心基部の前壁中隔と左室下側壁の短軸方向の運動だけが反映されますので，局所壁運動異常を認める場合に使ってはいけません．当センターでは，Mモード法計測値の報告欄に内径短縮率（%FS）はありますが，EFはありません．Mモード法しかなかった時代になんとかEFを表現したいということでつくられた方法ですから，**断層図や3次元心エコー図ができる現代では無用の長物**とも言ってもよいでしょう．学会の発表や，認定試験に出す報告書に，「Teichholz法で算出したEFは…」などとすると，必ず指摘されます！！

　左室が普通の形をしている場合には使えますが，Teichholz法で算出したEFを記載するくらいなら，visual EFを記載してください．

biplane disk法

　標準的なEFの計測方法は，心尖部二腔および四腔断面で心内膜側を用手的にトレースすると，装置のソフトウェアが，左室の長軸方向に垂直な20枚の楕円系のディスクを作成し，それらのディスクの断面積の総和から得られた拡張末期容積と収縮末期容積からEFを計算する方法です．この方法を修正シンプソン法（modified Simpson法）と書かれた教科書も多いですが，厳密にはSimpson法とは異なる方法なので，biplane disk法（method of disks）と呼ぶほうがよいと思います．

　biplane disk法で算出する左室拡張末期容積は，心臓MRI検査で計測した値よりも小さくなると言われています．おそらく，心内膜面に微細な凹凸があった場合，エコーではその内側を，MRIでは外側を心内膜境界としているためと考えます．断層心エコー図の計測で心内膜面をトレースするときは，心腔側でなく，心内膜側の心筋の上をトレースするのがよいと思います．また，後から閲覧するために保存する画像は適正ゲインで撮像しますが，EFを計測するときは，少しゲインを上げて（白っぽい画像になる），かつ，ダイナミックレンジを下げると心内膜境界が見やすくなります．保存した動画像で後からトレースするときも，アンダーゲインで真っ黒な画像よりもオーバーゲイン気味で白っぽい画像のほうが，まだ計測しやすいです．

（藤原美佳）

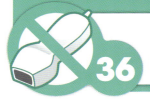

36 S字状中隔心では，Mモード法で左室径を計測してはいけない

Mモード法にこだわるわけ

　Mモード法は，一枚の静止画で心周期にわたる壁運動などの動きが表現され，かつ，時間分解能に優れ，計測再現性もよい方法です．ASEガイドラインにおいて，左室内径の計測は，断層法を用いるべきとされていますが，当センターでは，左室径と左房径の計測は，原則的にMモード法を用いています．それには次のような理由があります．

①徳島大学心音・心エコー図グループの先人たちが長年使ってきた．

②何人もの検査技師あるいは医師が心エコー図検査を行う当センターでは，同じ患者の経過観察を同じ検査者が行うことが少ない．左室径や左房径の検査者間誤差を小さくするには，断層法よりもMモード法のほうが優れている．

③正しい左室Mモード図の描出が，正しい長軸断面，そして短軸断面の描出に役立つ．

④一枚の写真で，左室径と心周期を通じた壁運動が評価できる．

⑤心室中隔の奇異性運動，脚ブロックや収縮性心膜炎などで見られる心室中隔の異常運動などの情報が得られる．

　もちろん，Mモード法では，心臓が収縮期に心尖部側に動くために心周期を通じて同じ部位が切れていないとか，斜め切りによる過大評価のリスクがあることは，重々承知のうえです．

Mモード法を使わないほうがよい場合

　Mモード法で左室径が計測できるのは，左室壁運動の短軸方向の動きと同じ方向，つまり，左室の長軸に垂直なMモードカーソルを設定して，正しい左室Mモード図が記録できているという前提があります．しかし，S字状中隔を有する症例では心室中隔基部が変形しているため，Mモード法のカーソルが斜めに入ってしまい，左室径を過大評価してしまいます．したがって，S字状中隔心など，よい方向で左室Mモード図が記録できない場合には，**無理をしてMモード法で計測するのではなく，断層法で測る**ことにしています．

　症例によっては，S字状中隔であっても，左側臥位からさらに左に傾けた状態で，一肋間上または二肋間上から傍胸骨長軸断面を描出すると，よいMモード図が記録できることがあります．ですが決して無理はせず，断層法で左室径や左室壁厚を計測することをお勧めします．通常の場合，断層法を用いた左室内径計測の部位は左室基部ですが，S字状中隔では基部中隔が厚く内腔が狭く計測されるため，基部でなく中部よりで計測することが望ましいです（図36-1）．

図36-1 S字状中隔例の断層法を用いた左室内径計測部位

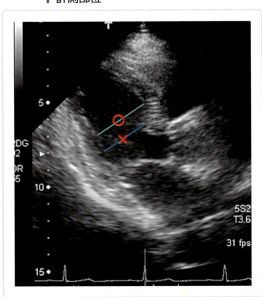

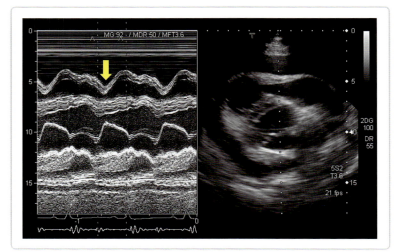

図 36-2 ｜ 心タンポナーデ
心タンポナーデでは頻脈を伴うため時相分析が難しいが，Mモード法で記録すると（左），拡張早期に右室流出路が虚脱していることがよくわかる．

Mモード法を使うとき

ルーチン検査でMモード法を用いるのは，上記の左室Mモード図，大動脈─左房Mモード図に加えて，僧帽弁前尖のMモード図，三尖弁輪Mモード図です．僧帽弁のMモード図では，以前のようなEFスロープなどの計測はもうしていませんが，全例の記録は行い，疾患に応じてSAMやMSの評価に用いています．三尖弁輪Mモード図からは，三尖弁輪収縮期移動距離（tricuspid annular plane systolic excursion：TAPSE）を計測します．

その他，必要に応じて，異常運動を表現したいときにMモード法を使います．たとえば，疣腫や腫瘍の動きを見たいとき，肺動脈弁の動きを見たいとき，心タンポナーデ時の右室虚脱の時相判定（**図36-2**），などがあります．また，カラードプラ法を併用して弁逆流やシャント血流の時相を解析したいとき，もやもやエコーを表現したいときなどにMモード法が有用です．

（平田有紀奈）

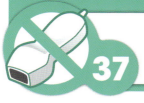

37 左房径だけで，左房サイズを評価してはいけない

左房サイズは左房容積で評価する

最も広く使用されている左房サイズの計測法は胸骨左縁長軸断面でのMモード法，または断層法から得られる左房前後径です．Mモード法による左房径の計測を初めて報告したのは，九州大学から米国インディアナ州立大学に留学された平田經雄先生です[1]．この計測法は臨床で広く使用されてきましたが，左房の大きさを正確に表さないことが明らかとなっています．当センターで2013年から2016年の間に心エコー図検査を施行した13,755例における左房径と左房容積の関係を見ると，対数近似曲線で相関が得られました（図37-1）．つまり，左房径の増大は60 mm程度で平衡に達するのに対し，左房容積はさらに大きくなりうることを示しています．したがって，左房径のみで左房サイズを評価することは勧められません．また，左房径より左房容積のほうが正常値や予後指標としての有用性も多く報告されています．もはや，左房径のみで左房サイズを評価しては，臨床的にも問題となる時代となりました．

左房サイズの評価法

左房容積の計測はdisk法を用いて測定することが推奨されます．心尖部四腔像と心尖部二腔像から得られた左房面積および左房長径を用いて計算します．左房容積は体格により変化するため，サイズの評価には，体表面積で補正した左房容積係数を用います．最新のガイドラインでは，正常値は男女とも34 mL/m^{2}であり，これを超えると左房拡大と診断できます．

計測時の注意点として，左房を評価する際の心尖部四腔断面と心尖部二腔断面は，通常の左室を評価する際の断面と異なることです．左房計測時の心尖部像は，左房長軸が最大になる断面を記録します（図37-2）．

（楠瀬賢也）

図37-1 ｜ 左房径と左房容積の相関（当センターのデータ）

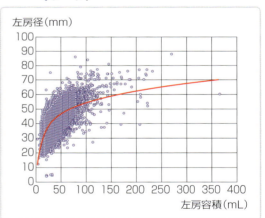

図37-2 ｜ 左室および左房計測のための四腔断面

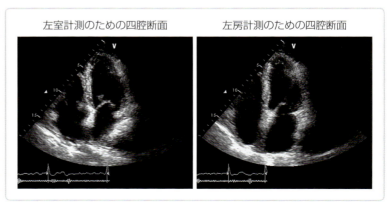

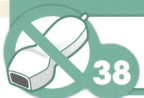

38 左房容積を計測するとき，左心耳や肺静脈を含めてはいけない

左房はなぜ拡大するのか

　心不全を糖尿病に例えると，左房サイズは糖尿病診療における HbA1c であると言われます[2]．つまり，<mark>長期間における左房圧の上昇を反映する指標</mark>です．慢性的な左室拡張不全で左房は拡大します．高血圧性心疾患や陳旧性心筋梗塞における左房拡大が典型的な例です．また，左室拡張不全がなくても，僧帽弁疾患（狭窄・逆流）では，左房負荷を反映して拡大します．その他，心サルコイドーシスや心アミロイドーシスなど，心筋疾患でも左房病変が存在すると左房は拡大します．逆に，重度 MR があるのに左房があまり大きくなっていなければ，比較的急性に発症したのかもしれない，と判断します．

　ただし，左房の生理的な拡大も知られています．徐脈，スポーツ心，妊娠で左房の軽度拡大を認めます．また，甲状腺機能亢進症，肝疾患など全身の循環血液量が増加すると，左房が拡大します．

　左房サイズの増大は，このように異常な血行動態，心疾患の存在を示唆する重要な所見です．また，左房サイズが，心不全や心筋梗塞など各種心疾患の予後を反映することも報告されています．

左房容積の測定

　最大左房容積は，心尖部アプローチで四腔断面および二腔断面を描出し，収縮末期（僧帽弁が開く直前の左房が最大となる時相）において，左房内面をトレースして計測します．この際に，左室を観察するときの四腔断面および二腔断面では，左房の最も長い軸が撮れていないことがあります．通常の四腔断面を描出した後，プローブを微調整して<mark>左房が最も長く描出される断面</mark>で左房心内膜面のトレースを行います．二腔断面も同様です．最新の3次元心エコー図法で自動解析ソフトウェアを用いると，左房の長軸が左室とは異なることがよく理解できます（図 38-1）．

　左房は4本の肺静脈が流入し，左心耳を持つ複雑な構造をしています．左房容積を測定するときは肺静脈や左心耳を含めないように，トレースする際には細心の注意が必要になります．計測のポイントは，まず動画で左房の動きを観察し，トレースする内膜面をイメージします．左心耳は通常は二腔断面で観察されますが，左心耳と左上肺静脈の心房への流入口に見られるクマジン稜を目印とし，これを含めないようにトレースします．肺静脈は，心房内膜の連続性や右房との高さを考

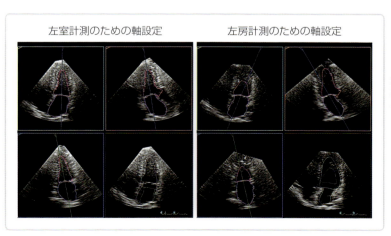

図 38-1 3次元心エコー図法による左房容積の自動計測

Philips 社の HeartModel® を用いると，左室容積の計測では左室の心尖部と僧帽弁輪のほぼ中央を通る軸が設定される（左）が，左房容積の計測では左室の軸とは異なる軸が設定される（右）．

慮してトレースします（図 38-2）．

左房径と左房容積

　左房容積を測れば，左房径はもう不要かというと，そうではありません．これまでのいろいろなエビデンスは左房径を用いていることが多いですし，感覚的に左房径に慣れている医師が多いです．たとえば，左房径が 55 mm の心房細動であればアブレーションの成功率は低いかもしれない，というように不整脈の先生は，左房容積指数より左房径を気にされます．**治療効果の判定や経過観察に用いるには，検査者間誤差が大きい左房容積より，左房径がよい場合もあります**（3 次元自動解析はそれを克服する可能性を秘めています）．

　左房径の計測は，左房容積が正しく計測されているかの確認にも役立ちます．たとえば，前述のように左房径が正常であるのに左房容積が大きいことは考えられますが，**左房径が大きいのに左房容積が正常ということは稀**です．そのような場合は，左房を斜め切りにしてトレースをしてしまった可能性を考えて左房容積を計測する断層図を撮り直します．

　ちなみに，左室長軸断面では，正常であれば，右室流出路径，Valsalva 洞径，左房径が 1：1：1 に観察されます．それが，1：1：1.5 などである

図 38-2 ┃ 左房容積の計測

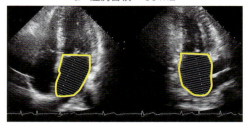
a：左房容積 = 50 mL

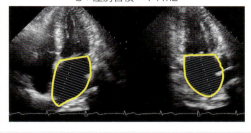
b：左房容積 = 74 mL

左房容積は収縮末期の左房が最大となる時相で計測する．
a：左房内面をトレースできており，正確に評価できている．
b：過大評価例．左心耳および肺静脈の一部も含めてトレースしており，過大評価している．

ようなら，左房径を測らなくても左房の拡大が疑われます．このような症例では，左房容積指数も増大しているはずなので，**その目で計測する**ことが大切です．

（西條良仁）

 ソノグラファー談義 1

検査士試験対策，試験の前日は飲み会

　超音波検査に携わる技師は，必ず通る登竜門が日本超音波医学会認定超音波検査士試験です．超音波検査士になることは目標ではなく，ただの通過点です．普段，超音波検査を真剣に行っている方は，基礎の勉強だけすれば臨床の勉強はしなくても大丈夫なはず？

　さて，僕のルーティンですが，試験の前は必ず飲みに行きます．試験前日の飲み会の重要性についてお話します．試験前日にホテルに籠って復習？　こんな余裕のない状況では受かる試験も受かりません．「前日の飲み会＝開き直り」です．きっとよい結果が出るはずです．前日飲みに行って受からなかった場合は，一切の責任は持てませんのであしからず！　ちなみに前日，私と飲みに行って，超音波検査士の試験に落ちた人はまだいません．

（西尾　進）

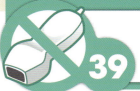

39 肥大型心筋症でもないのに，非対称性肥大を作ってはいけない

普通，左室壁厚は均等

　健常な左室心筋は全周性に均等な厚みをしています．しかしながら，計測する際に心室中隔が厚くなったり，下側壁が厚くなったりした経験はないでしょうか．これは，左室や右室内に存在する正常構造物が影響しているかもしれません．

　図39-1に示すように，心室中隔の右室側に刺激伝導系の走行路である中隔帯や調節帯と呼ばれる肉柱が観察されます．この右室内肉柱構造物を含めて心室中隔厚を計測すると，厚く計測されてしまいます．一方，左室の下側壁側には心内膜面側に基部腱索(basal chordae)や肉柱を認めることがあり，これらを壁厚の一部とみなしてしまうと，実際より厚い計測値になってしまいます．心室中隔厚および左室下側壁厚を計測する際は，調節帯，腱索や肉柱などの構造物を短軸断面も含めてよく観察して同定することが必要です．心内膜面の判断に苦慮するときは，壁厚の変化に注目しましょう．心筋であれば，収縮期に厚くなります．**心内膜面を認識しやすい装置設定にする**ことも大切です．ダイナミックレンジを下げてコントラストが強い画質設定にすれば，心室内構造物の鑑別がしやすくなります．このような心内膜の同定の仕方は，初心者がまずつまずくところですが，実際の病理標本を見ても心筋と肉柱の分離は難しいので，エコーならなおさらでしょう．

　器質的疾患がない場合や，高血圧性心疾患でびまん性に壁厚が増加している場合には，**前壁中隔厚と左室下側壁厚が同じになるように意識して計測**したほうがよいです．たとえば，心室中隔が付属物によって厚く見えるときは，付属物がない下側壁壁厚と同じ値になるように心室中隔厚を測ります．

厚いと思ったら厚く測れ！

　羽田勝征先生（榊原記念クリニック）は著書の中で「厚ければ厚くなるように，正常であれば正常であるように記録して測るのがコツである」と記しています[3]．心エコー図検査の計測には，客観性が必要です．しかし，計測時のカーソルが少しずれただけで，計測値は変わります．逆に言えば，自分が思う印象を多少は，計測値に反映させることができます．**高血圧の患者では，心筋が厚いと感じたら厚めに測る**ようにしています．もちろん，虚偽の計測をするのではなく，正しい計測法の範囲内での話です．また，高血圧や弁膜症な

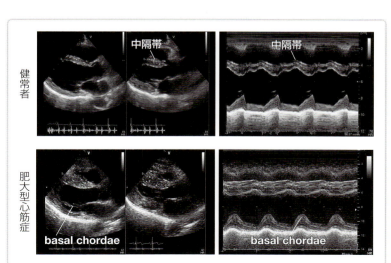

図39-1 健常者と肥大型心筋症患者のBモードとMモード画像

左上：健常者の傍胸骨左室長軸断面（拡張期・収縮期），右上：健常者の左室レベルMモード図．
左下：肥大型心筋症患者の傍胸骨左室長軸断面（拡張期・収縮期），右下：肥大型心筋症患者の左室レベルMモード図．

図 39-2 | 肥大型心筋症における左室形態の分類

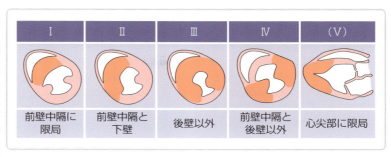

Maronらによって1981年に提唱された僧帽弁レベルの短軸断層心エコー図で評価した肥大形態の分類．肥大の部位は心室中隔のみならず，左室下側壁や左室前壁，側壁，右室にも局在し，また，対称性壁肥厚も稀ではないこと，心尖部肥大型心筋症（Ⅴ）も存在することから，本文類は臨床現場ではあまり使われなくなった．

どの基礎疾患がない患者では，異常値を出さないように意識して壁厚を正常範囲内にもっていくこともあります．正しい計測法の範囲内で，**自分が感じた印象を数字で伝えるという心意気で計測を行う**ほうが，臨床的には有用で患者の役に立つことが多いと思います．

計測値がおかしいと思ったときは，測り間違えているか，計測法の限界を超えているか，心エコー図検査に慣れてくるとその理由がわかるようになります．最近の装置には，自動計測プログラムがインストールされていて，各種計測がボタン一つでできるようになりつつあります．今後は，自動で得られた数字が正しいかどうかを見極める能力がさらに求められるようになります．

壁厚が非対称なのは肥大型心筋症だけではない

非対称性中隔肥厚（asymmetric septal hypertrophy：ASH，心室中隔壁厚／左室下側壁厚比が1.3以上）は，肥大型心筋症のエコー所見としてよく知られています（**図39-2**）．最近では，肥大型心筋症における心肥大にはASHを呈さない種々の形態が存在することから，非均等型左室壁肥厚（asymmetric left ventricular hypertrophy：ALVH）と表現したほうがよいという意見があります[4,5]．

このような非均等性の肥厚は肥大型心筋症に特異的に認める所見ではありません．高血圧性心疾患やASのような後負荷が上昇する疾患でも，稀に非均等型の左室肥大を認めることがあります．いわゆる溜まり病と言われる蓄積性疾患（心アミロイドーシス，ファブリー（Fabry）病）でも，普通は対称性肥厚ですが，肥大型心筋症様の非対称性肥厚を示すことがあります．逆に，対称性壁肥厚を示す肥大型心筋症もあるので，肥大の局在のみによる鑑別診断は難しいです．

（鳥居裕太）

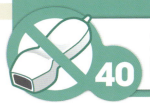

40 左室壁厚だけで左室肥大を診断してはいけない

「左室肥大」の定義

臨床医が「心肥大」という用語を使う場面としては，心電図を見て言う場合，胸部レントゲン写真を見て言う場合，心エコー図など画像検査を見て言う場合があります．心電図による左室肥大の診断は，一般的にRV5＋SV1≧40 mmが用いられることが多いですが，正確には左室過負荷です．胸部レントゲン写真の心胸郭比（cardio-thoracic ratio：CTR）拡大を見て心肥大というのは，間違いです．これは心陰影の拡大であって，肥大はわかりません．さて，心エコー図検査での左室肥大ですが，壁厚が正常範囲を超えていれば，一般的には，12 mm以上で壁厚と言うことが多いです．ただし，体格の小さい高齢女性では10 mmでも肥厚している場合があります．また，後述するように，**左室壁厚がそれほど厚く見えなくても，左室肥大をきたしていることがあります**．

高血圧による左室肥大の評価

日常診療において，最も頻度の高い左室肥大の原因は，高血圧性心疾患（hypertensive heart disease：HHD）です．無治療の高血圧患者における心形態の自然歴は，正常形態→求心性リモデリング→求心性肥大→遠心性肥大とステージが進行していきます．検査時の心臓がどのステージにあるかを判定するため，相対的左室壁厚（relative wall thickness：RWT）と，左室心筋重量係数（LV mass index：LVMI＝LV mass/体表面積）による4分画を用います（図40-1）[6]．**求心性リモデリングは，すでに臓器障害が始まっている段階**ですが，心電図で検出できることはまれで，心エコー図検査ではRWTが増加することで診断できます．このような高血圧性心疾患の初期の状態であっても，正常形態の患者と比べると予後が不良であることが報告されています[7]．しかし，この段階で適切な降圧治療を行うと，正常形態へリバースリモデリングすることも多く経験されます．当センターでは，高血圧の患者で，左室壁厚が12 mmを超えていなくても，RWT≧0.42であれば，Mild LV hypertrophy（concentric remodeling, HHD susp.）と診断し，積極的な降圧治療を促しています．

拡大心なのに遠心性肥大とは，これいかに!?

上記のGanauらの4分画[6]を用いると，虚血性心筋症や拡張型心筋症などの拡大不全心はLVMIが大きく，RWTが小さいので，遠心性肥大（eccentric hypertrophy）に分類されます．また，病的ではなくても，拡張末期径が大きめの心臓で数値的には遠心性肥大に当てはまることもときにあります．拡張型心筋症の病態を遠心性肥大というのは，病理組織学的には間違いというわけではないのですが，臨床の場では誤って伝わってしまうことがあります．当センターでは，高血圧性心疾患あるいは肥大型心筋症の病期が進んで拡張相となった病態であれば遠心性肥大と診断して

図40-1｜左室肥大の分類

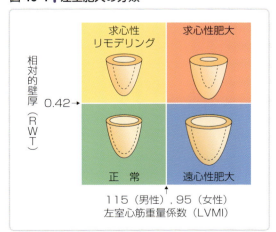

（文献6より引用改変）

図 40-2 ┃ 心アミロイドーシス

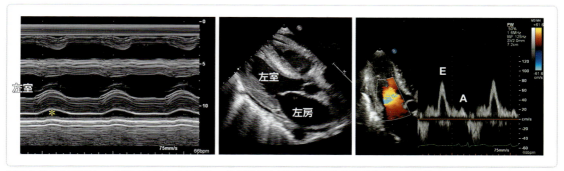

びまん性の左室肥大，心膜液貯留（＊）を認め，僧帽弁口血流速波形は拘束型パターンである．

いますが，それ以外の場合，たとえば**虚血性心筋症や拡張型心筋症では遠心性肥大という言い方は原則的にしていません**．

溜まり病の左室肥大

　高血圧性心疾患の左室肥大は，カテコラミンやアンジオテンシンⅡなどの神経体液性因子や機械的圧負荷により，心筋細胞自体が大きくなることによる左室肥大です．肥大型心筋症でも，心筋細胞のサイズが大きくなります．一方，心アミロイドーシスでは，心筋細胞自体のサイズは変わらず，細胞間の間質に異常なタンパクであるアミロイドが沈着し，左室壁が肥厚します．また，心筋炎は間質に炎症性物質が蓄積して心筋が肥厚します（図 40-2）．このような病態は，厳密な意味では左室肥大ではないかもしれませんが，見た目での区別が困難なため，左室肥大の一種として扱われています．**心アミロイドーシス，心ヘモクロマトーシス，ミトコンドリア心筋症，心筋炎，初期の心サルコイドーシス，たこつぼ型心筋症の回復期などで，このような左室肥大が生じることがあります**．沈着性疾患でも，ファブリー病の場合，αガラクトシダーゼの欠損によってセラミドが溜まるのは心筋細胞の核内です．したがって，ファブリー病は心筋肥大を伴う左室肥大です．実際，心ファブリー病の心電図は左室過負荷を示すことが多いです．

（藤原美佳）

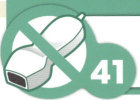

41 Eyeball EF と合わない EF 計測値を記載してはいけない

Eyeball EF は経験により裏打ちされる

Eyeball EF とは,「見た目の EF」であり, 観察できるすべての断面において, 見た目の左室の大きさや動きから過去の経験により推定した EF のことです. ASE ガイドラインには,「LVEF の評価には biplane disk 法を用いる」と記載されています[第2章1]. 一方で, 米国集中治療医学会 (Society of Critical Care Medicine: SCCM) のガイドラインでは「集中治療の現場で左室収縮能は定性的に評価する」と記載されています[8]. このようにエコーのガイドラインでは正確さ重視で計測した EF を勧めていますが, 実臨床や救急の現場のガイドラインでは Eyeball EF が用いられています.

biplane disk 法の EF が正しいとは限らない

biplane disk 法の元データは, 四腔断面と二腔断面の 2 断面だけです. その計算には, 左室が回転楕円体であるとする大きな仮定があります. たとえば, 四腔断面と二腔断面のいずれにも含まれていない領域に局所壁運動異常があっても, それを無視するので, EF が正常と計算されます. 上級技師であれば, 四腔断面を少し長軸断面に近い壁運動異常を含む断面を描出して計測したり, Eyeball EF に合うように微調整をしているはずです. したがって, 慣れてくればまず **Eyeball EF を評価し, その値を biplane disk 法で表現する**, というスタンスがよいのではないかと思います.

Eyeball EF の質の担保は日々のトレーニングで培われる

全国 13 施設が参加した, Eyeball EF の再現性およびその標準化を目指した多施設共同研究の結果では, 各施設間で Eyeball EF はばらつきがあり (図 41-1), 絶対値で 3% 以上ずれる施設も 5 施設ありました[9]. そこで, EF20% から 70% までの心尖部 3 断面の参照画像を用いて学習することで, 施設間のばらつきが 3% 未満に収まることが本研究により示されました. このような参照画像を使ったり, グループ内で相談し結果をすり合わせておくことは, Eyeball EF を標準化する一つの方法として有用です.

むしろ Eyeball EF に計測値を合わせることも必要

「30% くらいかな」と思ってトレースをした EF が 40% 程度だったときは, 再度トレースをし直して検証します. このような try and error を繰り返すことは, EF 計測値の安定化にも寄与します.

(楠瀬賢也)

図 41-1 ┃ Eyeball EF の地域間格差

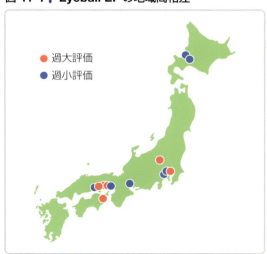

東日本には Eyeball EF を小さく見積もる施設が多く, 西日本では大きめに見積もる施設が多かった. 西日本のほうが楽観的なのかもしれない.

音中模索 〜ECHOはじめて物語〜 第4話

ポケットエコー

　僕が心エコー図検査に携わるようになったのが，卒業後すぐの1996年4月である．当時の超音波診断装置には今のようなしゃれたネーミングはついておらず，アルファベットと数字を組み合わせた名前で，徳島大学では東芝の160Aやアロカの880，日立のEUB1002を使っていた．エコー検査は，暗い検査室で行うもので，往診とか病棟のベッドサイドでできる検査ではなかった．4，5年してエコー評価ができるようになったころ，少しだけコンパクトな装置が病棟に配備され，ベッドサイドでエコー検査ができるようになった．心エコー図の講習会で，吉川純一先生が「僕の夢はポケットに入る心エコー装置だ」と言われたのを今でも鮮明に覚えている．時代は進み，それが現実のものになった．

　僕が最初に関わったポータブル心エコー装置は，Sonosite 社の SonoHeart である．これは米軍が戦場で使うことを目的に開発されたエコー装置で，今はなくなってしまったが ATL という，米国では一世を風靡していた超音波診断装置メーカーの一部署が新しい会社をつくって開発を進めた．大阪大学の中谷　敏先生といっしょにシリコンバレーにある Sonosite の開発工場を訪ねたことがある．見学の日の夕方，副社長が貸し切りのクルーザーで，シアトル湾を案内してくれ，マイクロソフト社の社長の邸宅を遠目に見た．まだバブリーな時代だった．日本では当初オリンパスが輸入して販売していた．その後，Sonosite Japan が設立されて販売を行うようになるが，最近 Sonosite 本社が FUJI FILM に買収された．現在，FUJI FILM は Sonosite の技術提携を受けて自社製品を開発している．

　さて，吉川先生の夢であったポケットエコーは，2009年，GE社によって現実のものとなった．Vscan という390gのエコーマシンである．断層図とカラードプラ法に特化した装置で，Mモード法やパルスドプラ法の機能はない．カラードプラ法ができているのだから，パルスドプラをつけてほしいといつも思っている．最初に使ったとき，その絵のきれいさに驚愕した．Vscan と同じサイズで，パルスドプラ法と連続波ドプラ法ができる装置があったら，絶対に買いなおすだろう．でも，そんな機能があって安い装置が出たら，ミドルクラスの装置が売れなくなるから，メーカーは出さないのだろうなあ．いっそのこと，プローブは無線にして，スマートグラスでモニターしながらエコーを撮ったら，検査室に置かれたサブモニターにもリアルタイムに画像が飛んできて，サーバーに DICOM で保存もできる装置，ぜひとも，日本のメーカーに頑張ってもらいたい．

（山田博胤）

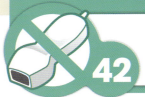

42 EF計測時のトレースは，心周期を通じて心尖部がずれてはいけない

真の心尖部

通常，真の心尖部は横隔膜寄りにあるので，体表からのアプローチはできません．つまり，心エコー図検査で言っている心尖部は，真の解剖学的心尖部ではなく，やや左室前壁寄りの部位です．したがって，心尖部アプローチは，正確には心尖部"付近"アプローチであり，できる限りプローブを心尖部に近づけるアプローチです．正しく撮像された心尖部アプローチの断層図には，次のような特徴があります．
①四腔断面，長軸断面では，心尖部がプローブの直下にある．
②心尖部内膜面が心周期を通じて同じ位置にある（図42-1）．
③二腔断面および四腔断面で，心尖部から弁輪部まで下ろした長軸長の差が10％未満に収まる．
④二腔断面では，少し下壁寄り（画面の左）に心尖部が描出される．

正しい心尖部断層図を描出するコツは？

心尖部を探すには，次のような方法があります．
①傍胸骨左室長軸断面から，プレーンを変えないように心尖部へスライドする．
②心尖拍動を触れる部位にプローブを当てる．
　普通心臓が描出しやすいのは呼気時ですが，==吸気時にその一肋間下からアプローチできれば，より正しい心尖部が出せている==断層図となります．

心尖部断層像の描出が困難な例での対処法

体型や心臓の向きによって，心尖部描出の難易度が異なります（図42-2）．若年者や痩せ型では，心尖部アプローチが困難なことが多いです．肋間を上げることで心尖部を描出できても，長軸方向が実際より短く描出され，さらに収縮期には心尖部が基部側へずれてしまうため，容積を小さく見積もることになります．対処法は，==体位の工夫と，呼吸を上手にコントロール==することです．うつぶせに近いくらいの左側臥位がよいこともあり

図42-1 ┃ 心尖部断層像：描出部位による心尖部の位置の差異

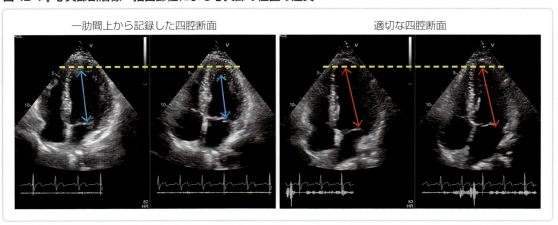

一肋間上から記録した四腔断面　　　　　　　　　適切な四腔断面

一肋間上から記録すると，心尖部から弁輪部までの長軸長が短縮するだけでなく，収縮期には心尖部が弁輪方向に移動している．左室拡張末期容積は87 mL（真の心尖部），72 mL（一肋間上）であった．

ますが,逆に仰臥位のほうが見やすいこともあります.吸気時がよいか,呼気時がよいかは患者次第です.

肥満で画像が不鮮明な場合は,少し力を入れて圧迫することが必要です.左腕をしっかり挙上して肋間を拡げることも役立ちます.適正な画像よりもゲインを上げる,中心周波数を下げる,ダイナミックレンジを下げるなど,心内膜面を認識しやすくする装置設定も必要です.

正しい内膜面のトレースは?

せっかく心尖部が動かない画像が保存できているのに,トレースするときに拡張末期と収縮末期で心尖部が動いてしまうと,収縮末期容積が小さくなってしまいます.左室容積の計測に際しては,心尖部と2ヵ所の弁輪部の3ポイントを動画の段階で決めておきます.そして,フリーズした拡張末期断面と収縮末期断面で,あらかじめ見定めた心尖部と弁輪部2ヵ所の3点を通るようにトレースします.心内膜をトレースするときは,心腔と心筋の境界のうち白い心筋の上をなぞっていきます.そのとき,乳頭筋や仮性腱索など,余分な組織はないものとしてトレースします(図42-3b).

普通の心臓の形を知っておき,長径に気を払う

拡大していない心臓は,思っている以上に縦に長いものです.標準の体格であれば,拡張末期の左室長径(心尖部から弁輪線の中央まで)が7 cmを切ることは稀です.四腔断面と二腔断面でそれぞれの拡張末期の長径が10%以上変わるようなら,計測をし直すか,断面を撮り直します.さらに,普通の左室形態であれば,拡張末期径の3乗程度が拡張末期容積(4 cmなら64 mL,5 cmなら125 mL)となるのが目安なので,あまりにもかけ離れるようなら測り直すか,その理由を考えましょう.

(山尾雅美)

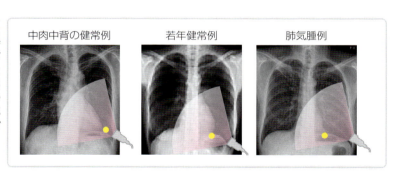

図42-2 | 年齢と体型,肺疾患による心尖部位置の差異
中肉中背の健常例では,プローブ直下に心尖部(○)が位置することが多く,心尖部アプローチが容易である.一方,若年者,痩身例や肺気腫例ではプローブから心尖部が遠ざかっており,心尖部アプローチに苦渋することが多い.

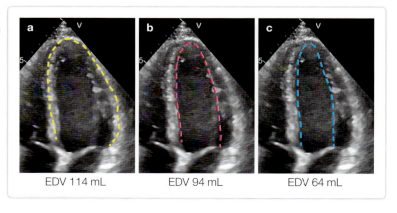

図42-3 | 左室拡張末期容積のトレース部位による差異
aは外すぎ,cは内すぎでbがよい.
EDV:拡張末期容積.

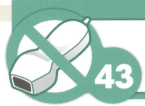

43 計測値が異常であれば，その理由を考えないままなおざりにしてはいけない

画像取得の後から計測するか，取得時に計測するか

　施設によって，画像取得時に心臓のサイズやドプラ指標を計測する場合と，画像取得後検査が終わってから計測する場合があります．近年はワークステーションの進化により，取得した機械によらず後から計測を行うこともできます．後から計測を行えば，スキャンの時間が短縮されるため，患者の回転率は上がります．この手法はCTやMRIなど放射線科領域では通常の流れです．しかし，CTやMRIと違い，検査者が計測をしながら異常値について考え，その原因を考えながら検査ができるというのが，心エコー図検査の大きなメリットであり，そうすることで検査の質が向上します．当センターの心エコー図検査は，検査を行いながら計測もしていき，異常な計測値であればその原因を究明するための追加の画像取得や計測を行います．したがって，**検査が終了した時点で報告書に記載するほとんどの数値があって診断結果が出ており，疑問を残さない**，ということを原則としています．

ダブルチェックシステムの利点

　MRIやCT検査などは撮像された写真を見て診断をするので誰が検査をしたかはあまり問題になりませんが，心エコー図検査では実際に検査をしたものでなければわからないことがあります．また，検査中に気づかなければ，診断に必要な画像が残されていないので，後から診断するということはできません．当センターでは，前述のごとくダブルチェックのシステムにしていますが（p8 ⑤ 参照），病院によっては，技師が保存した画像を見て医師がチェックし，レポートの承認を行っているところもあると思います．技師のレベルが高ければそれで問題ないと思いますが，そうでない場合，保存された画像をチェックしながら，違う断面ではどう見えたのか，○○の血流速波形はどうだったのか，と疑問が生じても手遅れということが生じます．入院患者なら検査室に呼び戻すことができても，外来患者は難しいです．ダブルチェックシステムは，疑問を残さずに検査を終える一つの方法です．

疑問がきっかけで診断できた症例

　72歳女性，労作時の息切れを主訴に来院されました．EFは正常で，左室流入血流も年齢相応の弛緩異常パターンでした．TRはtrivial gradeで2.5 m/sec程度で，明らかな肺高血圧は示唆されません．しかし，右房が拡大しており，三尖弁輪収縮期移動距離（TAPSE）を計測すると14 mmと明らかに低下をしていました（**図43-1a**）．TAPSEが低下している原因を探すために，右心系を注意深く観察したところ，心房中隔にシャントを見つけることができました．後日の経食道心エコー図検査で，二次孔欠損型の心房中隔欠損

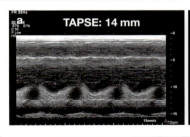
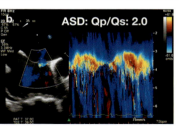

図43-1 TAPSEの低下をきっかけに診断できたASD

（ASD）と診断し（**図 43-1b**），右心カテーテル検査で肺高血圧が診断されました．TAPSE の低下は，エコーでは検出の難しかった肺高血圧による後負荷増大によるものだったことが推察されました．

異常値に疑問を持つことの重要性

このように一つの異常値を見たとき，「なぜその数字が出たのか」と考えることで，いろいろな病態に気がつく可能性があります．もちろん，計測エラーの可能性もありますので，たとえば TAPSE であれば超音波ビーム方向が正しく設定されているかなどを見直すこともできます．このように，**「Why」を常に頭に置いておくことは，エコー技術の向上に繋がります**．また，疑問に思って調べたり，聞いたりしても答えが出ないことがあります．それこそが臨床研究のネタになります．そして，その疑問が解明できれば学術論文として投稿できるかもしれません．

（楠瀬賢也）

音中模索 〜ECHOはじめて物語〜 第5話

負荷心エコー図

　ある日，佐田政隆教授から「あっ，山田先生，肺高血圧と言えばエコーですよね．先生，肺高血圧症外来をしてください」と言われた．ちょうど，初めての肺血管拡張薬であるボセンタンが発売されたころである．肺高血圧症治療のメッカである岡山医療センターに見学に行ってみたものの，エポプロステノールの持続点滴が必要な重度肺高血圧を診たり，肺動脈バルーン拡張術を始めたりする度胸はなかった．それに，人口の少ない徳島に特発性肺動脈性肺高血圧症の患者は多くない．そのころの心エコー検査データベースから，肺高血圧を検索してみると，左心不全，呼吸器疾患の次に多かったのが膠原病だった．膠原病患者は肺高血圧を発症するリスクがあり，肺高血圧を合併すると予後が不良となることはわかっていた．スクリーニングをかけるにはよい対象だと思った．たまたま，同僚の八木秀介先生が，6 分間歩行後に肺高血圧が出現し，ボセンタンで治療後は肺高血圧が生じなくなった症例報告を発表したのを聞いて，「これだっ！」と思った．6 分間歩行後に心エコー図検査で肺高血圧を検出すれば，肺高血圧症の早期診断ができるはず．それに，廊下を歩かせるだけだから，エルゴメータも何もいらない．当センターの運動負荷心エコー図検査はこうして始まった．

　膠原病内科と皮膚科の医局会でアナウンスをすると，膠原病の初診例を超音波センターに送ってくれるようになった．6 分間歩行負荷心エコー図検査をしてみると，その 5 人に 1 人くらいが TRPG ≧ 40 mmHg で運動負荷誘発性肺高血圧と診断されることがわかった．その中で同意が得られた方に入院してもらって，右心カテーテル検査中にエルゴメータ負荷を行うと，やはり運動で肺高血圧が顕在化することがわかった．そのうち，症状が強い患者さんにボセンタンを投与しておくと，運動後の肺高血圧が抑制できることもわかった．6 分間歩行負荷心エコー図法を用いた肺高血圧の早期診断をしていると，肺血管拡張薬のメーカーから講演の依頼をいただくようになった．

　6 分間歩行負荷心エコー図を細々と続けていたが，2018 年，楠瀬先生と西條先生の二人の科研費を合体させるという離れ業を使って，臥位エルゴメータを導入した．6 分間歩行負荷は運動後の一瞬が勝負であるが，エルゴメータであれば運動しながらエコーのデータが取れるという大きなメリットがある．中等〜重度の僧帽弁逆流があるが無症状の患者さんに自転車をこがせて，肺高血圧が生じなければもうちょっと様子を見てよいが，運動で肺高血圧が誘発されるようなら手術を勧める，そういう使い方が多い．

（山田博胤）

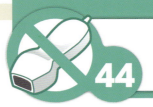

44 ドプラ波形のヒゲを取ってはいけない

パルスドプラ法による血流速波形の成り立ち

　パルスドプラ法で記録される血流速波形は，サンプルボリューム内をさまざまな速度で移動している血液成分のすべての情報を反映しています．サンプルボリューム内の血流の速度がそろっていれば（層流），血流速波形のエンベロープが濃く，中が黒く抜ける波形となります（**図44-1a**）．一方，いろいろな速度成分があれば（乱流），中が白く埋まる波形（**図44-1b**）となります．

　狭窄がない通常の僧帽弁口や，左室流出路の血流は，その中心流は層流です．仮に血流が完全に均一な一つの速度であれば，一本の線で血流速波形がつくられるはずですが，完全には均一ではないため，ある程度の幅ができます．すなわち，この**エンベロープの幅の中央の，最も輝度が高い部分が，その血流の主速度であり，modal velocity とも言います**[10]．

最高速度の計測

　上記の理屈で言えば，血流速波形の最高速度は modal velocity を測ったほうがよいという考え方もあります．しかし，中が白く埋まって記録された波形では，その計測が困難です．そのため，慣習的に，最高速度は，ドプラ信号が濃い部分の外側で計測します（**図44-2b**）．このとき，エンベロープの外側のケバケバしたところを測ると過大評価になります．当センターでは，そのようなドプラ信号のはみ出し部分のことを，"ヒゲ"と言ったり，"波平の髪の毛"と表現します．波平さん（漫画「サザエさん」の登場人物）の身長を測るとき，髪の毛の長さを足すことはしないのと同じで，**最高速度を測るときヒゲの部分は測ってはいけません**．

　ドプラ波形を記録するときには，背景にノイズが乗らない程度にドプラゲインを調整して，すっきりとした血流速波形を記録します（**図44-3**）．また，パルスドプラ法であれば，サンプルボリュームの幅を小さくするほうが，エンベロープがはっきりとします．当センターは，パルスドプラ法による血流速波形の記録では，2〜3mmに設定しています．

図44-1 ｜ 層流と乱流

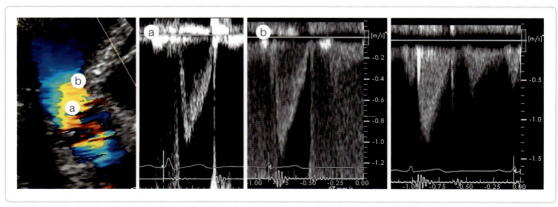

左室流出路血流速波形をパルスドプラ法で記録する場合，血流の中心流にサンプルボリュームを置くと血流速度がそろっている（層流）ため血流速波形の中が黒く抜ける（a）．サンプルボリュームを中隔寄りに設定すると乱流が記録されるので血流速波形の中が白く埋まる（b）．連続波ドプラ法では，低速から高速まですべての血流を検出するので，血流速波形の中は白く埋まる．

時間速度積分値の算出

一回拍出量を計算するには左室流出路血流速波形をトレースして，速度時間積分値（VTI）を計測します．このときも，ASEガイドラインでは，modal velocityをトレースすることが推奨されていますが（図44-2a），当センターでは，**エンベロープの最も濃い部分の外側の白い信号の上をトレース**しています（図44-2b）．このときmodal velocityを少し意識していると，ちょうどよい感じでトレースできると思います．

volumetric法によるMRの定量

MR量を定量するときのvolumetric法では，収縮中期の左室流出路径，左室流出路血流速波形のVTIで一回心拍出量を計測し，拡張中期の心尖部四腔像および心尖部二腔像で僧帽弁輪と左室流入路血流速波形のVTIで左室流入量を計測します．誤差が多い直径計測による断面積の計算と，血流速波形のトレースによるVTIの計算がそれぞれ2回必要なため，撮る人が変われば値が変わり，同じ検査者でも記録するたびに値が変わる計測法です．**算出した逆流量がほかの所見や見た目の印象と矛盾している場合には，報告書には記載しない**ほうがよいでしょう．

ちなみに，volumetric法で用いる左室流入路血流速波形は，拡張能を評価するときの僧帽弁口血流速波形とは違います．左室流入血流速波形は，サンプルボリュームを僧帽弁輪の高さに設定して記録します．誤って，僧帽弁口のtip（弁尖先端レベルの弁口部分）で記録した波形を用いると，VTIが大きくなるので，MR量を過大に評価してしまいます．逆流率が70%などとんでもない値が出た場合には，左室流入血流速波形を記録したサンプルボリュームの位置を確認してください．

（藤原美佳）

図44-2 ┃ パルスドプラ波形のトレース

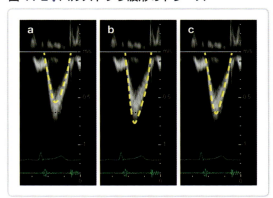

a：modal velocityをトレース．b：ドプラ波形のエンベロープの外縁をトレースしている．当センターでは，その中間のcでトレースしている．

図44-3 ┃ 連続波ドプラ波形の最高速度の計測

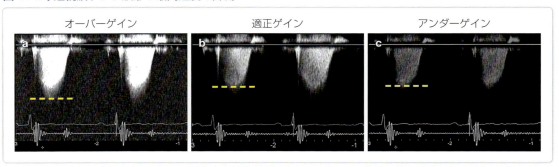

a：ドプラのゲインがオーバーであり，最高速度が過大評価されている．b：背景に信号が乗らない程度にゲインを下げ，適正ゲインで記録を行った．波形の薄い"ヒゲ"は無視して，濃い部分のピークを取る．

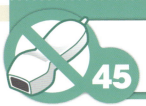

45 心エコー図検査では，ドプラ法の角度補正を使ってはいけない

角度補正とは

図 45-1[第1章2]の式で示すように，超音波ビームと血流方向がなす角度（ドプラ入射角度）$\theta = 0°$（$\cos\theta = 1$）であれば，ビームと血流が平行であり，補正する必要なく正しい血流速度が計測できます．θが大きくなるにつれて，ドプラ法で得られる血流速度が小さくなります．そのため，超音波装置には角度補正機能が備わっていますが，角度補正を使用する際には注意が必要です．図 45-1 に示すように，補正角度が大きくなるにしたがって，換算誤差が増します．特にこの誤差は60°を超えた時点から急激に増加するため，ドプラ入射角度は60°以内が推奨されています[第1章2]．しかしながら，60°以内あればよいわけではなく，**ドプラ入射角度は可能な限り小さく**する（できれば入射角度0°を目指す）ことが重要です．

血流の方向にドプラビームを合わせる

心臓は立体構造であるため，心腔内を流れる血流も3次元的に流動しています．そのため，断層図上で血流方向とドプラカーソルを一致させても，3次元的には角度がついているかもしれません．したがって，血流の3次元的なベクトルを予想し，その中心流をとらえているだろうと思われる断面を描出したうえで，断面上の血流方向にドプラカーソルを合わせる努力が必要です．

図 45-2 は，拡張型心筋症（dilated cardiomyopathy：DCM）例の僧帽弁口血流速波形を記録した画像です．左室が重度に拡大して球状を呈するようになると，僧帽弁口血流が左室の下側壁方向に向かって流入するようになるため，ドプラ入射角度がなるべく0°になるようにするには，心尖部ではなく左室側壁寄りからのアプローチが必要です．また，S字状中隔では，左室流出路血流速波形の記録に難渋することがあります．その場合には，プローブを通常よりもさらに上方，脇に近い部位からアプローチすることで入射角度を小さくできます．

血管エコー検査では角度補正は必須ですが，当センターでは心エコー図検査で角度補正は使いません．**命がけで血流方向とドプラカーソルの方向を合わせている**のです．

（鳥居裕太）

図 45-1 | 血流速度の計算式．角度補正による速度換算誤差

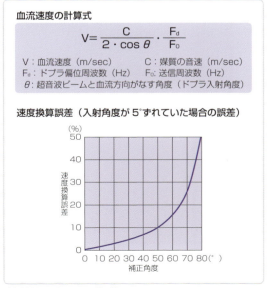

（文献第1章2より作成）

図 45-2 | 拡張型心筋症例の左室流入血流

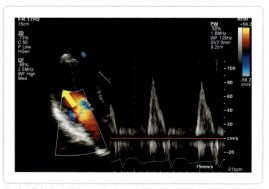

左室が拡大すると左室流入血流は心尖部方向ではなく，左室下側壁方向に向かう．
黄矢印：血流の流入方向．

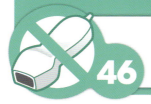

46 肺静脈血流速波形を記録するときに，サンプルボリュームを左房内に置いてはいけない

肺静脈血流速波形の成り立ち

肺静脈血流速波形（pulmonary venous flow：PVF）は，左室拡張能（左房圧）の評価，MRの重症度評価などに利用します．心尖部四腔断面（あるいは長軸断面）で，カラードプラ法を用いて右上あるいは左上肺静脈から左房に向かう血流シグナルを確認し，そこにパルスドプラ法のサンプルボリュームを設定して血流速波形を記録します．

洞調律例における本波形は，順行性の収縮期波（PVS），拡張期波（PVD）および逆行性の心房収縮期波（PVA）から構成されます．PVSは厳密には，PVS_1とPVS_2と二峰性を示しますが，経食道アプローチでなければ分離することが難しいことも多いです．

きれいな波形を記録するコツ

PVFは，サンプルボリュームの位置で記録される波形が異なります．左房内に観察される肺静脈血流にサンプルボリュームを置くと，なんとなく波形が記録できるものの，不鮮明で，特にPVAの記録は難しいです（図46-1a）．PVFを記録するときは，開口部から 10～15 mm 肺静脈側にサンプルボリュームを設定します．もっと深いところにカラーシグナルを認めたなら，できるだけ深いところで記録するのがよいです．こうすることで，ノイズの少ないシャープな波形が記録でき，PVS_1とPVS_2の区別や，PVAが評価できます（図46-1b）．

PVFの記録が困難な場合は，①カラードプラ法の速度レンジを下げる，②断層法の観察範囲，カラードプラ法の表示範囲を狭める（フレームレートを稼ぐ），③深部のSTCを下げる（カラーシグナルが観察しやすい），④サンプルボリュームの幅を広げる，⑤周波数を下げる（ドプラ感度が向上），などの工夫をします．

PVF 波形の評価をどうするか

PVS，PVD，PVAの各々のピーク値，PVAの持続時間（PVAd）を測定し，PVS/PVDを計算します．若年健常者ではPVS/PVD＜1となりますが，加齢や心筋病変の進行に伴い1以上となります．さらに拡張障害が進行して左房圧が上昇すると，再度PVS/PVD＜1となります．左房圧上昇があれば，左房収縮の時相で肺静脈への逆流が増加するため，PVAのピーク値は増高し

図 46-1 ｜ 肺静脈血流速波形の記録

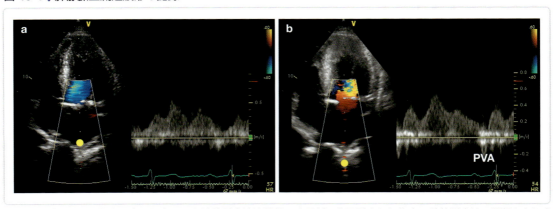

サンプルボリュームを左房内に設定しても肺静脈血流は記録できるが，左房壁よりも後方の肺静脈血流で記録したほうが，鮮明なドプラ波形が得られ，心房収縮期逆流血流速波形（PVA）も記録できている．

図46-2 | 肥大型心筋症例の肺静脈血流速波形

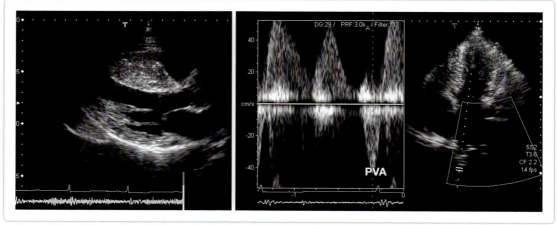

非対称性中隔肥大を認める肥大型心筋症例の肺静脈血流速波形．巨大なPVA波が記録されている．

PVAdも延長します．僧帽弁口血流速波形のA波と肺静脈血流速波形のA波の持続時間の差（PVAd-Ad）は左室拡張末期圧と相関しており，PVAd-Adが30 msec以上長い場合，左室拡張末期圧が上昇していると判断します．2016年に発行された拡張不全の重症度評価のガイドラインでは，肥大型心筋症以外におけるPVFの評価は重要視されなくなりました[11]．ただこれは，肥満の多い米国ではきれいなPVFを記録できない症例が多いからではないでしょうか．当センターでは，**僧帽弁口血流速波形を偽正常化パターンと判断する場合，PVS＜PVDのパターン（blunted systolic pattern）であることをその確証**として，大事な所見としています．肥大型心筋症では，巨大なPVA波が記録できることがあり，これも拡張末期圧が著明に上昇している証拠になります（**図46-2**）．

ただ，重度のMRでは，逆流血流によって収縮期の左房圧が上昇するため，PVSは逆行性となります（そもそも重度MRがあると僧帽弁口・肺静脈血流速波形による拡張不全の重症度判定は不可能です）．逆に言えば，逆行性のPVSはMRが重度であることの傍証です．

（西條良仁）

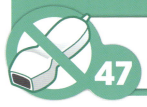

47 重度の大動脈弁狭窄, 右側臥位にする手間を惜しんではいけない

心尖部アプローチだけで大動脈弁口血流を評価してはいけない

ASの重症度評価には, 大動脈弁口血流速度の計測が必須です. 大動脈弁口血流速波形を記録する際は, 血流の中心の流れと同じ方向に連続波ドプラビームを設定する必要があり, この角度の差が大きいほど測定値の誤差が大きくなります. しかし, AS例では, 弁口が狭いためそもそも弁口血流速波形を撮るのが難しく, 加えてS字状中隔を合併していることも多く, 心尖部アプローチで血流方向に超音波ビームをぴったり合わせるのが困難な場合があります. そのような場合に, 狭い弁口を通過した後の血流が記録できる, 右胸壁アプローチが有用です (図47-1).

右胸壁アプローチは難しい？

患者の体位変換が必要で, 慣れない右胸壁アプローチを躊躇している人は少なくありません. 右胸壁アプローチでは, 患者を右側臥位 (90°右横に向いた状態) にします. このとき, 右腕を挙上すると肋間が拡がってビームが入りやすくなります. プローブの位置は心臓の位置や大動脈の傾きによって個人差はありますが, 第二肋間あるいは第三肋間右縁に置き, 上行大動脈を通して大動脈弁が描出されるようにプローブを傾けます. 慣れない間は, 胸骨左縁長軸断面を描出し, その断面のある平面上でプローブを少しずつスライドさせていきます. 私も苦手でしたが, いざというときに描出できるように, 重度でなくてもASを認めた場合には, 必ず右胸壁アプローチでも大動脈弁口血流速波形を記録するように心がけています.

右側臥位にする手間を惜しんではいけない

そもそも右側臥位に体位変換するのは面倒なのですが, その手間を惜しむと後悔することがあります. 大動脈弁口通過血流速度は, 重症度評価のみならず, 手術適応の判断や治療効果判定に用いられる重要な指標です. 最高速度が3.7 m/sとか3.8 m/sで4.0 m/sにわずかに足りないときや, きれいなドプラ波形が記録できないとき, そして, 聴診で4/6度に近い収縮期雑音が聴こえるのに最高速度がそれにみあわないときなどは, アプローチ部位を変えてでも観察するべきです. また, 最高速度が右胸壁アプローチで記録できた場合には, 経過観察のことを考え, その旨をレポートに記載するのを忘れないようにしてください.

(平田有紀奈)

図47-1 | 各断面で記録したAS例の大動脈弁口血流速波形

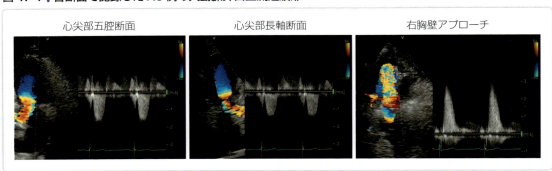

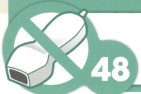

48 左室流出路狭窄があるとき、連続の式で大動脈弁口面積を算出してはいけない

連続の式を用いた大動脈弁口面積の推定

退行性変化によるASは，生活スタイルの欧米化や人口の高齢化に伴い，日常検査でもよく遭遇する弁膜症になりました．ASの診断と重症度を評価するために，連続の式を用いた大動脈弁口面積の推定が用いられます．

連続の式は，左室流出路を単位時間当たりに通過した血流量が，狭窄した大動脈弁口を通過する血流量と等しいことから，次の式で示されます．

LVOT断面積 × LVOT VTI = AVA × AV VTI

（LVOT：左室流出路，VTI：速度時間積分値，AVA：大動脈弁口面積）

よってAVA = LVOT断面積 × LVOT VTI / AV VTIで算出されます．

連続の式のピットフォール：流出路が正円でない

高齢のAS症例では，大動脈の延長によって心室中隔基部が左室流出路に張り出すS字状中隔をよく合併しています．S字状中隔を認める場合，流出路狭窄の有無にかかわらず，連続の式による弁口面積の推定に誤差が生じる可能性があります．

近年，3次元経食道心エコー図検査やMDCTを用いた検討で，<mark>左室流出路径が楕円である</mark>ことがわかってきました[12, 13]．S字状中隔例では，さらに楕円の程度が強くなります．連続の式では，楕円の短軸径のみを用いて流出路断面積を計算することになり，大動脈弁口面積を過小評価してしまう可能性があります．最新のASEガイドラインでは，3次元法で計測したLVOT面積が有用であるされています．

連続の式のピットフォール：流出路血流速波形が平均流速でない

S字状中隔による左室流出路狭窄を有する例では，左室流出路血流速波形のVTIが大きく計測されます．そのため計測値をそのまま使うと，大動脈弁口面積を過大評価してしまいます（**図48-1**）．このような場合には，①左室拡張末期容積－左室

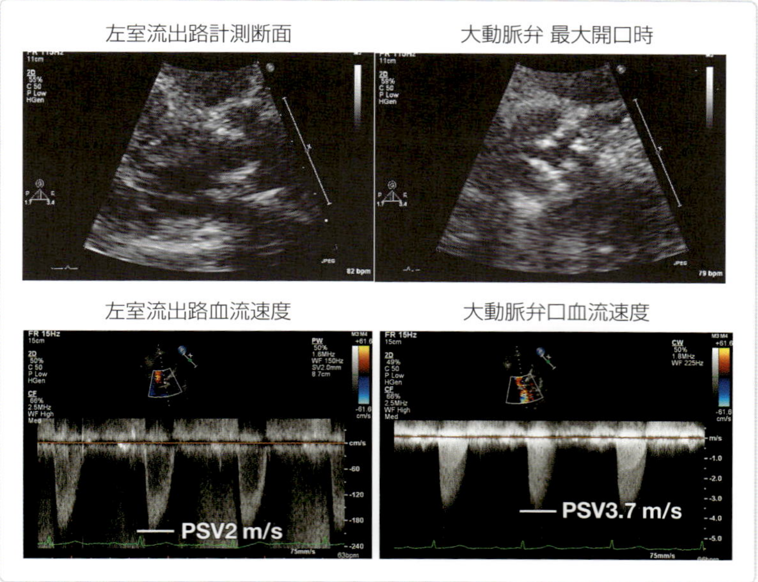

図48-1 | S字状中隔を伴うAS
S字状中隔により，左室流出路に最高血流速度 PSV = 2 m/sの加速血流を認める症例．大動脈弁口血流速度はPSV = 3.7 m/sであった．推定大動脈弁口面積は，Planimetry法で1.0 cm²，連続の式で1.5 cm²と乖離した．S字状中隔により左室流出路血流は増大していたため，大動脈弁口面積は過大評価していると考え，中等度のASと診断した．

収縮末期容積で一回拍出量を算出する方法，②右心の心拍出量（右室流出路径と右室流出路血流速波形から算出）を代用する方法が知られています．前者の方法はドプラ法で算出した一回拍出量と必ずしも合致しないこと，後者の方法もシャントのない症例でQp/Qsを測ってもなかなか1.0にはならないこと，などピットフォールがあります．これら方法を使って算出した弁口面積がほかの手法での重症度評価と整合するかどうかを確認し，矛盾する場合にはレポートには記載しないほうがよいです．どうしても記載する必要がある場合には，弁口面積の数字の後に（参考値）と注釈を入れます．

ASの重症度評価

ASの重症度評価に最も使われているのが大動脈弁口血流速波形の最高速度で，通常は4.0 m/s以上を重度とします（p81 ㊼参照）．ただし，上記のようなS字状中隔で左室流出路狭窄がある症例や，EFが低下して一回拍出量が低下している症例では，大動脈弁口血流速波形の最高速度が重症度と相関しないことがあります．

もう一つ注意する点として，左室流出路狭窄があると，簡易ベルヌーイ（Bernoulli）式における初速度を無視できません．この場合，左室‐大動脈圧較差（LV-Ao PG）は，$4 \times (V_1^2 - V_0^2)$（V_1：大動脈弁口血流速度，V_0：左室流出路血流速度）で計算されます．$V_0 = 1.5$（m/s）であれば，9 mmHgの誤差が生じますので，左室流出路血流の最高速度が1.5 m/sを超えるときは注意が必要です．また，有意な流出路狭窄があると，連続波ドプラ法で記録した血流速波形の最高速度が，流出路狭窄によるものなのか弁狭窄によるものなのか，鑑別が難しいこともあります．

異なる方法で評価したASの重症度が乖離してしまう場合には，それぞれの方法がピットフォールに陥っていないかどうかを確認し，左室肥大の程度，症状，身体所見などほかの臨床所見と照らし合わせ，計測した値が本当に妥当な数値かを考えなければいけません．

（天野里江）

ソノグラファー談義 2

どうやって工学，超音波の基礎を勉強するか

　この問題は非常に難しいと思います．まず，高校の理科で物理・化学を選択した方と生物・化学を選択した方では，基礎知識が違います．基礎のセミナーに参加するのもいいでしょう．インターネットを利用して勉強するのもいいでしょう．しかし，一番効率的かつ効果的な方法は，繰り返し問題を解くことです．問題集を2〜3冊買って答えを覚えてしまうぐらい問題を解けば，試験に落ちるはずはありません．楽して基礎を制することは不可能です．

（西尾　進）

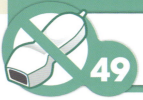

49 左房側のValsalva洞が膨れている断面で，大動脈径を計測してはいけない

大動脈弁輪径の計測

Valsalva洞底部で大動脈弁が大動脈壁に付着している最下点を連ねると輪状の境界線を成し，この輪状境界線（円周）が大動脈弁輪です．この**仮想上の大動脈弁輪の径を測定**したものが，外科的大動脈弁輪径に相当するとされています．

ASEガイドラインでは，「収縮中期に弁輪径，拡張末期にValsalva洞径，ST junction径，上行大動脈径を計測する」と記載されています[第2章1]．また，ガイドラインでは，leading edge to-leading edge technique（大動脈前壁の壁厚を含み，下側壁の壁厚を含まない計測）を推奨していますが，性能が向上した最近のエコー装置ではinner edgeで計測していることが多いです．いずれにしても，施設内で統一した基準を定めて，検査を行うことが最善ではないかと思います．当センターでは，**大動脈弁輪径は収縮中期に大動脈弁が最大開放している時相で，内膜の境界から内膜の境界までを計測**しています．

計測に適した断面

左室流出路の計測には，傍胸骨左室長軸断面を用います．この断面を描出するにあたって，大動脈弁と僧帽弁の開放がきれいに観察される断面，と教えてもらったのではないでしょうか．しかし，大動脈弁の弁尖が上下に開放しているように観察される断面は，大動脈弁輪の中心を通った断面ではありません．その証拠に，上下のValsalva洞にふくらみが見えています（図49-1a）．大動脈弁輪の中心を切る断面では，Valsalva洞の下方がフラットになり，弁尖の接合線の断面を見ることになるので大動脈弁尖の運動がはっきりと観察できません（図49-1b）．大動脈弁径やValsalva洞径を計測する場合には，後者の断面を用います．

そもそも大動脈弁輪は楕円

経皮的大動脈弁置換術が施行されるようになり，大動脈弁輪が楕円形であることが明らかになりました．このことから，通常の断層法で弁輪径を測ると，弁口面積を過小評価してしまうことが報告されています[13]．3次元法を使えば，大動脈弁輪面を切り出して計測できるので，造影CT検査に劣らない正確な評価ができます．また，大動脈弁輪から左室流出路にいくに従ってより楕円形になるので，直径から断面積を算出する際の誤差が大きくなります．当センターでは，外科的大動脈弁輪径を計測して左室流出路径に代用し，左室流出路血流速波形を記録するパルスドプラ法のサンプルボリュームを弁輪部から2〜5mm左室に入ったところに設定しています．S字状中隔の例では流出路径が楕円の流出路の短径になるので断面積を過小評価する場合があります．ただ，その場合は血流速度も大きいので，相殺されてよい感じの一回拍出量が計算されます．

（鳥居裕太）

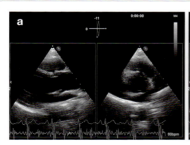
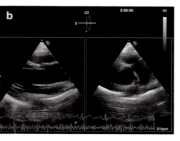

図49-1 ┃ 大動脈弁輪の計測位置
3次元心エコー図のX-plane法を用いている．Valsalva洞が上下に膨れている場合は弁輪の中央を通る断面ではない（a）．Valsalva洞の左房側がフラットな断面は弁輪の中央を通っている．

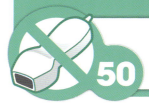

50 通常の心尖部四腔断面で右室サイズを評価してはいけない

右室サイズは右室焦点心尖部四腔断面で評価する

　右室は3次元構造が複雑なため，一つの2次元断面で右室全体をとらえることは不可能です．通常の心尖部四腔断面では右室の観察は十分に行えません．**右室機能を評価するときに，最も頻用される断面は右室焦点心尖部四腔断面（RV focused apical 4-chamber view）**です[14]．左室心尖部からのアプローチから，プローブをより側壁側に振ることでRV focused 4-chamber viewが描出できます（図50-1b）．左室は必ずしも全体を含める必要はありませんが，右室の基部径を最も大きく描出すること，右室基部の長軸方向への移動がプローブ方向に向くことを意識しながらプローブを回転すれば，適切な画像が得られます．このことは検査者内・検査者間誤差を減らすことにも繋がります．右室自由壁のストレインを計測するのにも，右室焦点心尖部四腔断面が適しています．

TAPSEとs′を記録する断面は？

　右室焦点心尖部四腔断面での評価を強調していると，三尖弁輪収縮期移動距離（TAPSE）や三尖弁輪運動速波形もこの断面で計測しようとする技師がいます．この断面では，三尖弁輪運動の方向と超音波ビーム方向に角度がついてしまうことがあります．むしろ，**通常の四腔断面か，右室修正心尖部四腔断面（modified RV 4-chamber view）のほうが，TAPSEの計測には適している**場合が多いです．右室修正心尖部四腔断面は，プローブを胸骨寄りにスライドさせて，右室自由壁の心尖部を真下に描出する四腔断面です（図50-1c）．

右室サイズは見た目が大事，基部径は安定して計測可能

　ルーチン検査の全例で右室の計測を行うことは，時間的に困難かもしれません．当センターにおける**右室機能のルーチン計測項目は，右室-右房圧較差（TRPG），TAPSEと弁輪運動速度のs′**です（2018年8月現在）[15]．

　では，既往歴で右室病変が明らかでない場合，どういったときに右室サイズを評価するべきか．それはズバリ，**見た目の右室サイズが大きいな，と思ったとき**です．よく心電図の判読は多くの正常を知ることで得られるパターン認識の作業と言われますが，右室サイズについても同様のことが言えます．日ごろから，左室サイズとの対比で正常の右室サイズを画像として認識しておけば，左

図50-1｜さまざまな四腔断面

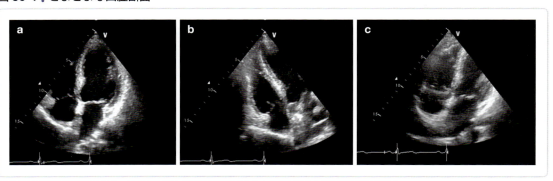

通常の心尖部四腔断面（a），右室焦点心尖部四腔断面（b）と修正右室心尖部四腔断面（c）．

室・右室サイズ比など計測をしなくても,「この右室は大きいのでは？」と気づくことができます.たとえば,傍胸骨左室長軸断面で,右室流出路径がValsalva径や左房径より大きい,あるいは,左室径の1/2より大きければ,右室が大きいかなと感じます.短軸断面や四腔断面で,左室よりも右室が大きければ,右室が大きい可能性が高いです.

　右室計測値で最も安定して評価できる指標は,右室基部径です.基部径の正常値は33 ± 4 mmですので,＋2SDの42 mm以上であれば右室拡大を判定できます.

（楠瀬賢也）

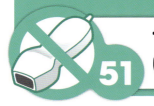

51 下大静脈は長軸断面だけで計測してはいけない

下大静脈径は短軸断面で測る

ASEガイドラインでは，下大静脈径は，左側臥位において長軸断面（縦断面）で，終末呼気時に計測することが推奨されています．しかし，当センターでは原則的に，==下大静脈短軸断面の短径を下大静脈径として計測==しています．図51-1に示すように，右房圧，中心静脈圧が上昇していない症例において，下大静脈は円形ではなくほぼ全例で楕円形を呈します．このとき，長軸で計測すると，往々にして過大評価となってしまう危険性があります．下大静脈が拡張して呼吸性変動が低下する右心不全のような病態では，下大静脈の断面が円形となるため，その中心を通る長軸断面が描出できていれば，長軸断面で測った径は短軸断面で測る径と変わりありません．ただし，短軸断面で評価する場合，斜め切りにしないように注意が必要です．

長軸断面での計測は，脱水を見落とす

楕円形の下大静脈の長径に近い部位を長軸断面で切ってしまうと，下大静脈が虚脱傾向であるにもかかわらず，径が正常となることがしばしばあります．短軸像の短径を測るようにすれば，脱水を見落としたり，中心静脈圧を過大評価してしまうリスクが減ります．長軸断面で計測をした場合でも，一度短軸断面を見ておくとよいです．特に長軸断面が描出しにくい例は，下大静脈が縦に長い可能性があります．

下大静脈径を測る部位は？

下大静脈径の計測部位は，ASEガイドラインでは右房開口部から0.5〜3.0cmの範囲で，肝静脈の合流部付近が推奨されています[第2章1]．しかし，同部位は脊柱と肝臓に挟まれて狭くなっていることがあります．下大静脈径が2mm，3mm変わったところで，臨床的に影響はありません．静脈圧が上昇しているか，そうでないかのほうが重要です．当センターでは，計測部位にはあまりこだわらず，外からの圧迫の影響が少なく，==径が安定しているレベルで短軸断面にして，下大静脈の短径を計測==しています．

日本人はアメリカ人より小さい

ASEガイドラインは欧米人のデータをもとに作成されていますので，そのまま日本人に当てはめるのは危険です．日本人を対象とした東京大学

図51-1 ┃ 下大静脈径の計測法

長軸断面では径が拡大していても短軸断面では正常（a），長軸断面では正常でも短軸断面では虚脱（b）というように長軸断面だけ見ていると下大静脈径を過大評価してしまうことがある．右心不全例のように下大静脈の短軸断面が正円となるような状態では，どちらの断面で評価しても同じ結果が得られる．

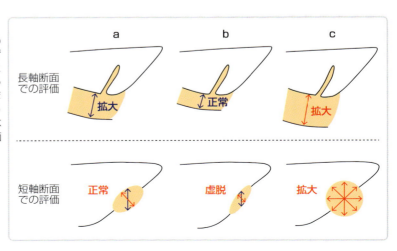

の研究では，下大静脈径が 17 mm 以上で，呼吸性変動が 30% 以下で，右房圧の上昇（≧ 10 mmHg）が診断できました[16]．大阪大学の研究でも，右房圧 > 10 mmHg を予測する下大静脈径は体表面積（BSA）に依存し，BSA ≧ 1.6 の場合は 21 mm，BSA < 1.6 の場合は 17 mm でした[17]．ですから，**通常体形の日本人でしたら，17 mm を基準にする**のがよいかもしれません．筑波大学の瀬尾先生は，下大静脈の 3 次元解析を行って，径よりも短径と長径の比がよくて，右房圧が上昇すると，それらの比が 1 に近く（つまり正円）なると言われています．

また，若年者では循環血液量が多いため，しばしば下大静脈径が 21 mm を超えます．さらに，重度 TR や，慢性心房細動では，径が大きくても中心静脈圧がそれほど上昇していないことが多々あります．

径よりもむしろ呼吸性変動が大事

当センターでは，**径よりも呼吸性変動の有無を重要視**しています（表 51-1）[14]．スニッフィング（sniffing，においを嗅ぐように瞬間的に勢いよく鼻で息を吸う）を行い，下大静脈径の呼吸性変動が 50% 以上あれば，下大静脈径の大小にかかわらず右房圧は上昇していないと考えたほうがよいでしょう．自然呼吸なら，20% 以上の変動があれば呼吸性変動ありと判断します．

ASE ガイドラインをよく読むと

表 51-1 の上を教科書でよく見ると思います．ガイドラインをよく読むと，右房圧を 3 mmHg あるいは 15 mmHg と推定する基準はこれでよいのですが，いずれにも当てはまらない intermidiate（中間）の場合には，右室流入血流速波形や，三尖弁の E/e'（> 6），肝静脈血流速波形の収縮期波分画（55%）などを評価して，これらで右房圧上昇の所見があれば 15 mmHg，なければ 3 mmHg，それでもわからない場合に 8 mmHg としています（表 51-2）[14]．**教科書に書いてあることや講演で聞いたことを鵜呑みにせず，引用元や原著を確認する**ことが大事です（本書の内容も正しいかどうかはご自分でご確認ください！）．

（西尾　進）

表 51-1 | 右房圧の推定法

ASE ガイドラインによる右房圧の推定			
下大静脈径 (mm)	sniffing による虚脱	推定平均右房圧 (mm Hg)	
≦ 21	> 50%	3	(0 – 5)
	< 50%	8	(5 – 10)
> 21	> 50%		
	< 50%	15	(10 – 20)

当センターにおける右房圧の推定		
呼吸性変動	最大下大静脈径（原則短軸径）	推定平均右房圧 (mmHg)
50% 以上	5 mm 未満	0
	5 〜 10 mm	5
50% 未満	10 〜 20 mm	10
	20 mm 以上	15

当センターでは呼吸性変動を重視し，切りのよい 5 mmHg 刻みで右房圧を推定している．
（文献 14 より引用改変）

表 51-2 | ASE ガイドラインが推奨する右房圧の推定法

IVC 径	Sniff 時の呼吸性変動	右房圧
≦ 2.1 cm	> 50%	3 mm Hg
> 2.1 cm	< 50%	15 mm Hg

intermediate の場合

拘束型右室流入 三尖弁 E/e' > 6 肝静脈血流速波形の収縮期波分画 < 55%	Sniff 時の呼吸性変動	右房圧
いずれもなし	—	3 mm Hg
あり	< 35%	15 mm Hg
よくわからなければ…		8 mm Hg

sniff が不可能なら，安静呼吸で変動が < 20% であれば，15 mm Hg

実は表 51-1 上のように単純ではなく，intermidiate の場合は各種の右心機能評価が求められている．
（文献 14 より引用改変）

第5章 診断のオキテ

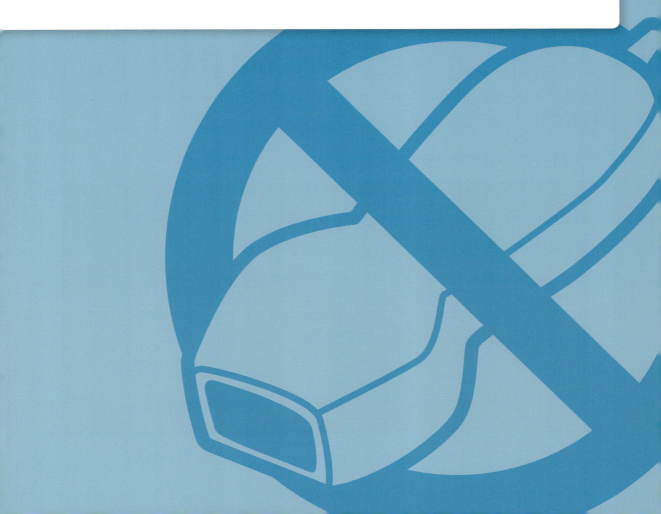

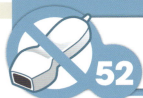

52 心エコー図検査と言うが，心臓だけを見てはいけない

"心"エコー図検査というが…

"心エコー図検査"なので心臓だけを見がちですが**心臓の周囲に実はいろんなものが映っています**．まず，心臓の背側には食道と下行大動脈が走行していますし，前面には前縦隔があります．食道がん（図52-1）や下行大動脈の解離，胸腺腫瘍（図4-1）などが発見されることもあります．また，心臓周囲には肺があり，下面は横隔膜と接しており肝臓の一部が見えたりします．心臓の隣に，肺がんや肝臓がんなどの腫瘍性病変が見えたりします．肺は空気で満たされていますが，肺の実質がエコーで見えることもあり，この場合は無気肺が疑われます．このように，普段見えないものが見えたときは，レポートに記載するようにしましょう．偶然見えたのではなく，周辺の異常なども見にいく余裕が身につけばしめたものです．それに昨今の医療情勢では「見落とし」ととらえられて訴訟に発展しかねません．画面に写っているものすべてに注意を払うことは患者のため，そして自分のためです．

心臓の向こうにも目を向ける

心エコー図検査では，たいてい深度（デプス）を15 cmくらいに設定して心臓を観察しています．しかし，そのデプスでは心臓の背側に貯留した胸水などを見落とすことがあります．検査の最初か，最後にはデプスを20 cm，場合によっては25 cmぐらいに深く設定して心臓の背側の情報も得るとよいでしょう（図52-2）．

心臓の周囲に観察されるもの

心エコー図検査では心臓の外にも異常を認めることがあります．食道裂孔ヘルニアは左房下側壁の後方に高エコー像として観察されます（図52-1a）．左房を圧排している所見があれば心外膜下脂肪（epicardial adipose tissue：EAT）ではありません．体位変換で左室の圧排が解除されたり，水を飲ませると中にバブルが観察されることで鑑別します．また，食道がん（図52-1b, c）や肺が

図52-1 ┃ 心臓の周囲に見られる構造物

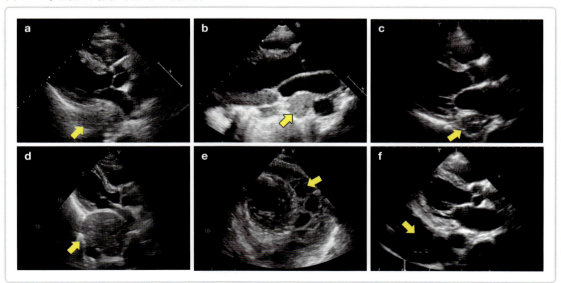

a：食道裂孔ヘルニア，b, c：食道がん，d：肺がん，e：胸水と浮遊するフィブリン塊，f：胸水貯留．

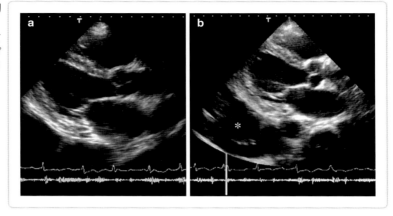

図 52-2 心臓背側に認めた左胸水

デプス 15 cm(a)のままで観察していたのでは気づきにくいが、デプスを 20 cm まで拡げると胸水（＊）が確認できた(b)．

ん（図 52-1d）など近隣臓器の腫瘍性病変やリンパ節が観察されることがあります．また、心膜液中のフィブリン塊が網状のエコーとして見られることがあります（図 52-1e）．腫瘍性病変が心臓と接している場合は，圧排しているだけか，直接浸潤があるかどうかを見極めないといけません．

左側胸水貯留（図 52-1f）も，傍胸骨左室長軸断面で観察できます．胸水か，心膜液か迷うことがありますが，大動脈の周囲に液体貯留があれば胸水です．

（西尾　進）

ソノグラファー談義 3
エコーベッドは専用がいい？

　もちろん専用がいいです．最低限，電動で上下するベッドが好ましいと思います．ギャッジアップできるベッドならなおさらよいですが，高価なのでそう何台も購入できる施設は少ないのではないでしょうか．電動ベッドは検査者の腰の負担を軽減できると思います．高さが合わない不自然な体勢で検査を行うと，腰→肩→首などでさまざまな障害の原因となります．若いときは問題ありませんが，ある程度の年齢になると電動ベッドで検査をさせてほしいものです．また，心尖部アプローチがしやすいように心尖部が落ちるベッドならなおさら歓迎です．心尖部が落ちるベッドはシーツをかけずに使用してください．シーツをかぶせたまま，心尖部が落ちている状態で患者が手をつくと骨折してしまうかもしれません．

（西尾　進）

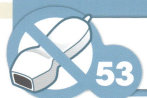

53 EFが正常でも,「左室収縮能が正常である」と言ってはいけない

EFは,左室容積変化の割合を示す一指標に過ぎない

EFは,左室拡張末期容積と左室収縮末期容積から求められる容積変化率です.①比率であり,見た目でもある程度の数字が推定できることから正確な容積測定ができなくても誤差が少ないこと,②EFにより心不全の治療方針が決定できること,③拡大不全心においては,EFが低下しているほど予後が不良であること,などの理由で,EFは左室収縮能の指標として臨床の現場で最も使用されています.しかし,**ポンプの容積変化率を示したに過ぎない指標であるため,それだけで左室収縮能のすべてを表すことはできません**.

たとえば,EFが正常であっても,左室収縮能が低下しているケースは臨床で多く見受けられます.代表的な疾患として,MRが挙げられます.特に重度のMRでは,左房の容量負荷により左室前負荷が増大し,低圧系の左房に血液が逆流するため前方駆出が減り左室後負荷は減少します.前負荷増大および後負荷減少のため,MRにおいてEFは心筋そのものの収縮性を過大評価することになります.このようにEFで心筋そのものの収縮能評価が困難な症例もあることから,EFが正常だからといって,「左室収縮能が正常である」と言ってはいけません.

駆出率の表現

当センターでは,**「駆出率が正常」と「駆出率が保たれている」を使い分けています**.左室に壁運動異常や肥大など異常がない場合,「駆出率は正常です」と表現します.一方,下壁梗塞など局所壁運動異常を認めたり,左室肥大があったりするが,駆出率としては正常範囲(56%以上)の場合には「駆出率は保たれています」を使います.また,ドブタミンの持続点滴下で,EFが正常を示す場合にも,「保たれている」という表現にしています.

EFの正常値と収縮能の評価

ASEガイドラインで定められたEFの正常値は男性52〜72%,女性54〜74%です.日本人での正常値は男性54〜74%,女性56〜76%とされています[1].また,男性41〜51%,女性41〜53%を軽度低下,30〜40%を中等度低下,30%未満が高度低下とされています.当センターでは,左室収縮能を**表53-1**のように診断しています.

左室収縮能とは

ポンプ機能という観点から言うと,左室収縮能は心拍出量で表されます.心拍出量は,一回拍出量×心拍数で,一回拍出量は,左室拡張末期容積×EFで算出されます.つまり,**EFは心拍出量の規定因子の一つ**にすぎません.EFが低下しても,左室拡張末期容積が大きければ一回拍出量は保たれ,心拍数が増加すれば心拍出量は低下しません.つまり,EFが低下しても左室収縮能(=心拍出量)は保たれるということになり,EFは左室収縮能の指標とはいえません.

一方,組織レベルで考えると,左室収縮能とは,心筋固有の収縮性(contractility)である,ということもできます.心筋の収縮性は負荷条件に影響されるので,生体において負荷条件に依存しない心筋固有の収縮性を測定することは困難です.動物実験では,圧-容積曲線から求めたEmaxが比較的心筋固有の収縮性を反映すると言われていますが,生体でEmaxを計測するにはコンダクタンスカテーテルを左室内に入れて,前負荷を変動させながら,圧と容積を同時計測する必要があり,かなり煩雑です.臨床では,これに代わって,心筋の収縮性を評価する方法として,

表 53-1 レポートに記載する収縮能評価の診断

1) **Normal LV ejection function：EF ＝ 54 〜 74%**
   * 原則記載する必要はないが前回が悪くて改善したことを強調したい場合などに書く．たとえば，抗がん剤を使用する前の検査で，EF を見てほしいという依頼のときなど．
   * Asynergy がある場合の EF 60% 以上は，normal LVEF であるが，normal LV systolic function ではない．
   * Lower limit of normal LV ejection fraction：EF=54 〜 56 %
     25 歳の若年健常者で EF=55% であれば正常と考えられるが，高血圧例などで EF=55% であれば軽度低下している（拡張相に移行？）の可能性もあるので，lower limit と判定することがある．
2) **Mild LV systolic dysfunction：EF ＝ 40 〜 53%**
   * 前負荷増大や後負荷減少のために EF が過大となりえる状況では，EF が正常でも mild LV systolic dysfunction と記載してよい．
3) **Moderate LV systolic dysfunction：EF ＝ 30 〜 39%**
4) **Severe LV systolic dysfunction：EF ≦ 29%**
5) **Diffuse LV hyperkinesis (Hyperdynamic state)：EF ≧ 75%**
   * 脱水，貧血，肝硬変や甲状腺機能亢進など高拍出状態で左室が過収縮しているとき．

スペックルトラッキング法を用いたストレインが用いられています．

駆出率が正常なときの心筋収縮能の評価：GLS 利用のススメ

ストレインとは物に力が加わった際の変化量のことで，初期長から心筋がどれだけ伸縮したかを示す指標です．たとえば，初期長が 10 mm の心筋が収縮期に 8 mm に縮んだ場合，収縮期ストレイン値は(8−10)/10 × 100＝−20% となります．ストレインは左室のさまざまな部位で計測できますが，心尖部 3 断面で計測された各分画のストレインを平均した，**平均長軸方向ストレイン(GLS)がよく用いられる**ようになっています．Stanton ら[2] の心不全の予後を見た研究や，Kusunose らの AS の予後を見た研究[3] では，GLS は−12% 付近を基準値とし，それを下回った場合に予後が悪いことが知られています．また，Mentias らは MR のリスク層別化に GLS が役立つことを報告しました[4]．また，がん治療関連心障害(cancer therapeutics-related cardiac dysfunction：CTRCD)の領域においても，GLS は早期の心筋障害を検出するために有用とされています．日常診療においても，EF が保持された心不全をきたすような疾患（高血圧心，弁膜症，CTRCD，肥大型心筋症など心筋疾患）では，GLS をルーチンで計測する必要性が高まってきたと感じています．

（楠瀬賢也）

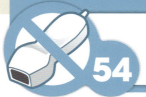

54 右室流出路を見ずに、肺高血圧と言ってはいけない

エコーで求める推定肺動脈収縮期圧

「肺高血圧ありますか？」というオーダーがあったとき、とりあえずTRから推定する肺動脈収縮期圧を見ます．TRの上流は右室，下流は右房であり，簡易ベルヌーイ式を適用すると，

右室収縮期圧＝TRPG＋右房圧＝$4V^2$（V：TR最高速度）＋右房圧

となります．通常，右室収縮期圧は肺動脈収縮期圧と等しいため，この式から肺動脈収縮期圧が推定でき，40 mmHg 以上であれば，肺高血圧の存在が疑われます．

肺動脈弁狭窄がある場合

肺動脈収縮期圧＝右室収縮期圧でない場合は，上の式で求めた結果を用いて肺高血圧の有無を評価してはいけません[5]．その代表的な疾患が肺動脈狭窄です（図54-1）．肺動脈狭窄は肺動脈弁あるいは弁上・弁下部が狭いために右室圧が上昇する病態であり，肺動脈と右室の間に圧較差が生じます．圧較差は40 mmHg 以下の軽度であれば無症状で経過することが多いですが，圧較差50 mmHg 以上となると，チアノーゼや呼吸苦の症状が出現してきます．

肺動脈狭窄があれば，肺動脈収縮期圧＜右室収縮期圧であり，肺高血圧の評価はできません．具体的には，右室流出路血流の最高速度が2.5 m/sを超える場合に注意が必要です．稀ですが，右室二腔症も同様です．そのような場合に，レポートには「推定右室収縮期圧は○○ mmHg であり，右室圧が上昇しています」と記載します．

肺動脈狭窄を見落とさないコツ

もし，肺動脈狭窄があるにもかかわらず，TRからTRPGを求めて肺高血圧と診断してしまうと，依頼医が治療法を誤り，患者が不利益を被ることになります．そうならないためには，①右室駆出血流速波形の記録をルーチンで行う，②TRの連続波ドプラ波形を記録したら，必ず右室流出路をカラードプラ法で観察する，③検査前に聴診を行えば，呼吸で変動する収縮期雑音は肺動脈狭窄のことが多い，などが考えられます．当センターでは，ルーチンで右室流出路血流速波形を記録し，その最高速度をレポートに記入しています．ときに，**肺動脈狭窄と肺高血圧が共存しているレポートがありますが，通常は考えにくい病態**であり，肺高血圧の診断を誤っている場合のほうが多いです．

（平田有紀奈）

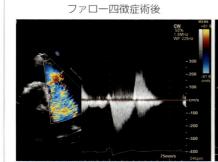
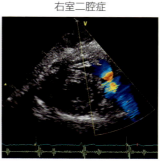

図54-1 肺動脈および右室流出路狭窄

ファロー四徴症の術後は，もともと右室流出路狭窄や肺動脈狭窄を持つ例，肺動脈弁の形成術後の例があり，右室流出路をよく観察する必要がある．収縮期雑音の原因が左室にない場合，右室内～流出路を確認しないといけない．右室二腔症は心室中隔欠損（VSD）に合併しやすく，VSD術後の例で残存していることがある．

音中模索 〜ECHOはじめて物語〜　第6話

Onco-Cardiology：腫瘍循環器学

　肺高血圧にもそろそろ飽きてきたなあ，と思っていた2016年の冬，ドイツのライプティッヒで開催されたEuroEcho-ImagingのEACVI-JSEジョイントセッションで，僕に与えられたテーマが「Onco-Cardiology」だった．このテーマはEACVIが決めたもので，どうして？　と自分でも思ったが，英語の発表だし，いつになくプレゼンの準備に時間をかけた．そのころ，オーストラリアに留学中の根岸一明先生にお声がけいただき，化学療法で誘発される心筋障害を心エコー図のスペックルトラッキング法で早期に検出して，治療方針の決定に利用しようとする世界規模の多施設研究であるSUCCUR研究に当センターからも何例かエントリーしており，僕とOnco-Cardiologyのつながりはそれくらいだった．

　帰国後，学会の準備でせっかく勉強したんだからと，2017年の心エコー図学会で担当するパネルディスカッションのテーマをOnco-Cardiologyにした．その企画では，日本の第一人者である向井幹夫先生と，根岸先生に講演をお願いした．向井先生は，CTRCDのガイドラインの作成にかかわっている根岸先生と初めて会えたことに痛く感激され，その機会をつくった僕は向井先生のヒーローになった．その縁があって，向井先生が監修するOnco-Cardiologyをテーマにした雑誌の記事や，成書の執筆を僕に振ってくれるようになった．そんなことをしていると，僕が腫瘍循環器学の専門家と勘違いした方がいたようで，心エコー図学会の講習会やThe Echo Liveで腫瘍循環器学の講演の依頼がくるようになっていた．

　もともと調子に乗りやすい僕は，徳島大学病院に「腫瘍循環器外来」を立ち上げた．まさに，"豚もおだてりゃ木に登る"状態である．その後も，日本超音波医学会や翌年の心エコー図学会でもOnco-Cardiology関連のシンポジウムで座長をさせていただいたり，今年は心臓病学会でもシンポジウムの座長を依頼いただいている．実を伴っていないのはまずいということで，乳腺外科と相談して化学療法を行った乳がん患者における心腎毒性についての前向き試験を開始することにした．

　ちょうどいいタイミングで，DOACががん患者の静脈血栓症（Cancer VTE）の治療にもよいというエビデンスが出た．DOACを販売する製薬メーカーが，Onco-Cardiologyをテーマとする勉強会のスポンサーを快く引き受けてくれた．徳島だけでなく，高松や松山でもCancer VTEのエコー診断をテーマとして研究会でインストラクターをさせていただいた．心・血管エコー検査に結びつければ，僕の土俵で相撲をとることができるから，ちょっと楽になる．2018年11月，第1回日本腫瘍循環器学会学術集会が開催された．僕は，その道の専門家であるような顔をして参加した．

（山田博胤）

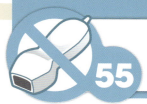

55 TRPG が正常でも，肺高血圧がないと言ってはいけない

肺高血圧の診断

肺高血圧は，平均肺動脈圧が 25 mmHg 以上の状態と定義されています（2018 年にニースで開かれた肺高血圧シンポジウムでは 20 mmHg とすることが提唱されましたが，本邦ではまだ 25 mmHg が使われています）．前項で解説した**TR 最高速度から推定される肺動脈圧は，収縮期の最大圧であり平均圧ではありません**．この心エコー図検査で求められる推定肺動脈収縮期圧は，カテーテル検査で得られる平均肺動脈圧とよい相関を示すことが知られており，肺高血圧の診断や治療効果の判定に用いられています．ざっくり言うと，平均肺動脈圧は肺動脈収縮期圧の約 6 割です．

簡易ベルヌーイ式の前提条件

簡易ベルヌーイ式はとても便利ですが，この式が成立するには前提条件があります．簡易ベルヌーイの式がなぜ「簡易」であるかというと，加速度による圧変化や圧力損失，さらに加速前の流速などいろいろな項を簡略化しているからです．血流加速部位の形態がオリフィス状であり，エネルギー損失が大きく十分な血流の加速が得られる，初速度に比べて狭窄血流が著しく速いなど，さまざまな前提のもとで簡略化がされています．この前提がクリアされていなければ，基本的には使用してはいけません．たとえば，三尖弁輪の拡大により**三尖弁接合部が離開して重度の TR が層流となっている場合では，簡易ベルヌーイ式の前提条件を満たしません**．また，狭窄部が砂時計型の場合（圧回復が生じない）や，加速前の血流速度が無視できないほど速い場合には，成り立ちません．

そのほかに，心エコー図とカテーテルで肺動脈収縮期圧に誤差を生じる原因として，右室機能が低下している場合や，右房圧の推定誤差，TR 血流速度が撮り切れていない（あるいは記録時の波高の過大評価）などがあります．

右房圧をどうするか

肺動脈収縮期圧 ≒ TRPG ＋右房圧ですから，右房圧が著明に上昇すれば，TRPG はそれほど増大していなくても肺動脈収縮期圧が高い場合があります．山田先生が心エコー図を始めたころは，平均右房圧を 5 や 10 mmHg と仮定して肺動脈収縮期圧を推定していたそうです．一律 10 mmHg は高いように思えます．近年は，下大静脈の径と呼吸性変動の有無から，右房圧を推定しています（p87 (51)を参照）．

推定肺動脈圧が正常範囲内であれば，肺高血圧はない !?

推定肺動脈収縮期圧が 40 mmHg 以上の場合，肺高血圧の陽性的中率は 86%，陰性的中率は 42% と報告されています．つまり，**TRPG から推定した推定肺動脈収縮期圧が 40 mmHg 未満であったとしても，肺高血圧を否定してはいけません**．

偽陰性となる一番多い原因は，TR 血流速波形が正確に撮れていないことです．TR ジェットは，さまざまな方向に偏位して吹いていることがあるので，多断面で観察し，血流の方向が超音波ビームの方向と平行になる逆流ジェットを探して記録します．当センターでは，**傍胸骨右室流入路断面，大動脈弁口レベル傍胸骨短軸断面，心尖部四腔断面の少なくとも 3 断面を用いて TR 血流を描出し，ジェットの角度が最もよい断面を探します**．また，特に若年例では TR を生じない肺高血圧症例も稀に存在するので，TR 血流速波形が十分に記録できない症例では，右室駆出血流速波形から Act/ET を計測したり，肺動脈弁逆流血流速波形を記録したり，多角的に評価を行うようにし

ています．ちなみに，最高速度が 2.0 m/s 以下の場合は，過小評価していることが多いです．断面を変えて撮り直す必要があります．当センターでは，連続波ドプラ波形がかすかにしか記録できず，**最高速度が 2.0 m/s 未満の場合には，あえてその数値を記載しない**ようにしています．

逆に，TRPG を過大評価してしまう一番の原因は，ドプラ波形の"ヒゲ"の先を計測し，ピークを高く取ってしまうことです．血流速波形は，白色が濃いエンベロープの先端を最高速度として計測します（p76 44 を参照）．

ゴールドスタンダードはカテーテル検査

肺高血圧の確定診断には，カテーテル検査による平均肺動脈圧の計測が必要です．もちろん，心エコー図検査で肺高血圧があると断定できる症例も少なくありません．しかし，判断に困る場合は，積極的に右心カテーテル検査を行うべきです．カテーテル検査のハードルが高い施設では，運動負荷心エコー図検査がよいかもしれません．当センターでは，6 分間歩行負荷心エコー図検査を行っています．このような簡単な**運動負荷の直後に TRPG を評価することで，肺高血圧が早期に診断できるだけでなく，診断の偽陰性例を減らす**ことができます（図 55-1,2）．

（西條良仁）

図 55-1 ｜ 運動誘発性肺高血圧症例における 6 分間歩行負荷前後の TR 血流速波形

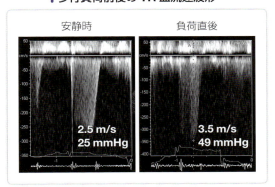

図 55-2 ｜ 当センターの膠原病例における肺高血圧診断のフローチャート

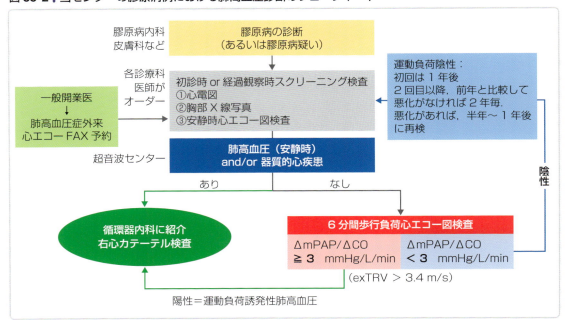

ΔmPAP：運動による平均肺動脈圧の変化量，ΔCO：運動による心拍出量の変化量．

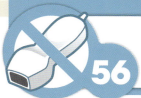

56 若年だからと言って E/A を安易に正常パターンとしてはいけない

正常と診断するのは実は難しい

若年者で見られる E＞A のパターンをすべて「正常」と思ってはいけません．検査のときに，前医のレポートや，依頼医の診断名，スクリーニング検査だからなど，最初に思い込んで検査をすると大事な所見を見逃してしまいます．実は，検査で「正常」と診断するのは，「異常」とするよりも難しいこともあるのです．検査終了前に「本当に正常でよいのか」ということをもう一度自問してみましょう．

若年でも偽正常化パターンは存在する

若年者であっても，肥大型心筋症や，拡張型心筋症，先天性心疾患などの明らかに心筋病変があるときに僧帽弁口血流速波形が正常パターンであれば，偽正常化パターンでないかと疑う必要性があります．これらの疾患では，若年でも心房細動など不整脈を合併することもあり，左房機能不全の可能性も考えておかないといけません．若年の糖尿病や，高血圧症，脂質異常症など生活習慣病を伴う症例も，==正常パターンであれば，本当にそうなのか疑ってみる==ことが必要です．特に左房が大きい場合は，左室弛緩異常を疑うきっかけになります．また，甲状腺機能亢進症に伴う高拍出性心不全でも，僧帽弁口血流速波形が偽正常化することがあります．

図 56-1 | 偽正常化パターン例における Valsalva 負荷，下肢陽圧負荷による僧帽弁口および肺静脈血流速波形の変化

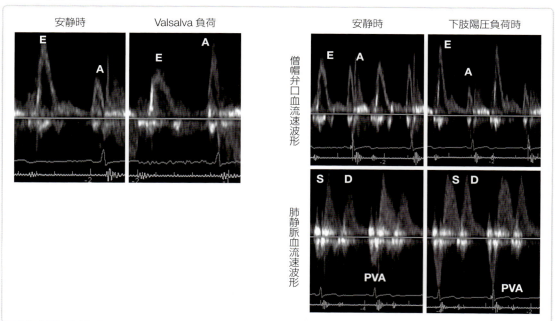

安静時には僧帽弁口血流速波形（transmitral flow velocity pattern：TMF），肺静脈血流速波形（PVF）は正常パターンに見えるが，Valsalva 負荷で，TMF の A 波が増高，陽圧負荷で TMF の E 波は増高，A 波は減高し，PVF の D 波，心房収縮期逆流血流速波形（PVA 波）が増高した．このことから負荷前は，正常パターンではなく偽正常化パターンであり，左室充満圧が上昇していると判断される．

偽正常化パターンと診断するには

　僧帽弁口血流速波形が偽正常化パターンであると疑ったとき，当センターでは肺静脈血流速波形で確認をしています[6]．しかし，若年者で肺静脈波形がS＜Dパターンの場合，若年正常パターンなのか，左房圧の上昇によってS波が減高しているのか，区別が困難です．肺静脈血流速波形の大きな心房収縮期波が記録できれば，左室拡張末期圧が高いということがわかりますが，若年者では心房収縮期波の記録が難しいことも多いです．その場合，組織ドプラ法で得られる e′ は診断の補助になります．**若年者で 10 cm/sec 以下であれば何らかの心筋異常の可能性が高く，偽正常化パターンを疑ったほうがよい**と考えます．ストレイン値が計測できる機種であれば，低いストレイン値も参考基準になります．もちろん，Ⅳ音が聞こえていれば，正常パターンは考えにくいです．Valsalva 負荷もベッドサイドで簡便にできるので積極的に施行すべきです（**図 56-1**）．当センターには下肢陽圧負荷装置があり，偽正常化パターンを疑うような症例に下肢陽圧負荷心エコー図検査を行っています（**図 56-2**）．心エコー図検査で判断が困難なときは，BNP 値などの生化学のマーカーを参考にしたり，ときにはカテーテルによる圧測定を行うことも検討が必要です．

若年の偽正常化パターン例

　図 56-3 は 27 歳の心筋炎症例です．入院時も治療後も僧帽弁口血流速波形はともに E＞A のパターン，肺静脈波形も S＜D パターンですが，入院時は PVA が高く，a′ は低下していました．心臓カテーテル検査で左室拡張末期圧の上昇を認め，入院時は偽正常化パターンであることが確認されました．治療後は PVA が減高し，正常パターンになりました．

（阿部美保）

図 56-2 ｜ 下肢陽圧負荷装置

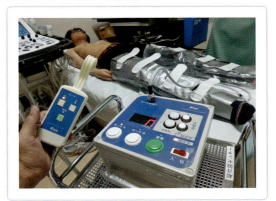

当センターで開発し，臨床応用を試みている下肢陽圧負荷装置．スイッチをいれると，下肢に装着したパンツに空気が送り込まれ，設定した圧で下肢に圧がかかり，下肢挙上と同様の前負荷増大効果が得られる[7]．拡張能評価のときは，90 mmHg に設定している．

図 56-3 ｜ 心筋炎例の心エコー図

僧帽弁口（TMF）と肺静脈（PVF）血流速波形のパターンはそれぞれ E＞A, S＜D であり治療後も変化がないが，治療後の心房収縮期逆流血流速波形（PVA）が低下し，僧帽弁輪運動速波形の e′ が増高しており，入院時は偽正常化パターン，治療後は正常パターンである．

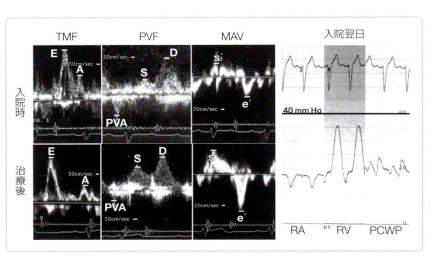

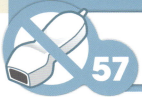

57 高齢者のE/Aを安易に偽正常化パターンと解釈してはいけない

E/A > 1 となる病態

高齢者がE/A > 1となる病態は，次の3つが考えられます．
① 偽正常化パターン：左房圧が上昇している状態です．
② 正常パターン：年齢の割に拡張能が保たれている例，徐脈も伴う場合が多いです．
③ 左房機能不全パターン：発作性心房細動後，メイズ手術後などにより左房機能が低下している状態です．

スーパー高齢者！

元々，洞調律で心拍数が少ない高齢者では，拡張能が比較的保たれていることがあります．図57-1のような，いわゆる"スーパーノーマル"の高齢者です．日本人の健常者のデータを集めた大門先生の研究では，男女ともに60～69歳ではE/A = 1.0 ± 0.2となっています．つまり，60歳代でもE/Aが1を超えることがありえます[1]．

徐脈の影響

心拍数が40台程度の徐脈になると心拍出量を維持するため，急性には交感神経系が賦活化して左室収縮力が増強します．これに伴って左室弛緩もよくなり，E波が増高して，健常若年者と同じように正常パターンを示すことがあります[8]．心拍数が80/分と，40/分の同年齢の人を比べると，その年まで後者では前者の半分の回数しか心筋が収縮していないことになります．つまり少し乱暴ですが，心拍数が40/分の80歳の人の心臓は，心拍数80/分の40歳の人と同様の心臓とも言えます．心拍数が速いと心血管死亡が増えるという疫学研究は多くあり[9]，ほ乳類においても心拍数の多い動物ほど寿命が短く，心拍数が少ない動物ほど寿命が長いことが知られています[10]．明確な証拠はありませんが，**徐脈のほうが心臓年齢が若い**可能性があると思います．

心房機能低下例

心房細動から洞調律に戻った際に，心房がスタニングを起こすと，A波高が低下します[11]．高齢者では発作性心房細動の自覚症状がないことも稀でなく，心エコー図上の左房機能不全から，心房細動が見つかることがあります．メイズ手術後は，非可逆性の左房機能不全が生じ，慢性期においてもA波高が低いままのことがあります．

また，心房細動に対する電気的肺静脈隔離術後の患者は，多くの例で術直後の心房機能は低下しています．比較的若年であれば，経過とともに心

図57-1 | 70歳女性のいわゆる"スーパーノーマル"例

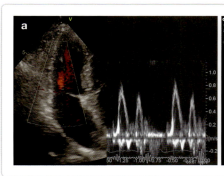
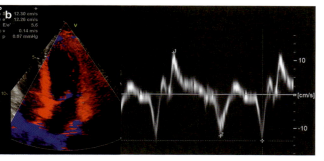

僧帽弁輪口血流速波形はE > Aであり(a)，僧帽弁輪運動速波形においてもe´ = 12.3 cm/sと保たれている(b)．

図 57-2 ┃ 左房機能低下例

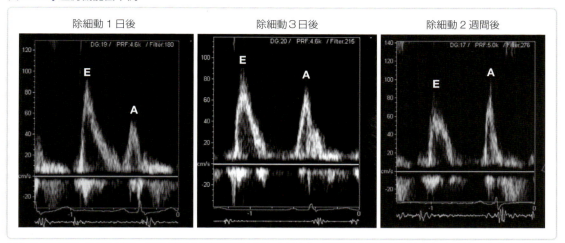

発作性心房細動の高齢者で，僧帽弁口血流速波形はE＞Aで(a)，肺静脈血流速波形はS＞Dであった(b)．僧帽弁口血流速波形だけを見ていると偽正常化パターンにも見えるが，E波の減速時間が長く，肺静脈血流速波形のS波が大きいことが左房圧の上昇に合致しない．

房機能が回復しますが，**高齢者では心房機能が低下したままのことも**あります．このような例が③です（図 57-2）．

どう鑑別するのか

これらの病態の鑑別ですが，①は左房圧が上昇している状態（いわゆる心不全）で，②，③は左房圧が上昇していない状況です．①であれば，肺静脈血流速波形の収縮期波高（PVS）/拡張早期波高（PVD）＜1であることが多いです．判別が困難な場合は，Valsalva 負荷試験を行います．Valsalva 負荷時にA波が増高するなら①の偽正常化パターン，②あるいは③ではA波が減高～不変です．また，下肢挙上や下肢陽圧負荷で，A波が減高するようなら①，増高する場合は②か③を考えます．ただし，慢性的な心不全患者においては左房拡大により左房機能不全も合併している場合もあり，**①と③は併存する可能性があります**．つまり，偽正常化パターンと診断したら，左房機能不全が否定できるわけではありません．

左房機能不全例（③）は，スーパーノーマル（②）と比べると左房が拡大していることが多いですが，心エコー図所見のみによる両者の鑑別は非常に難しいです．両心房が著明に拡大している場合，僧帽弁疾患がある場合，僧帽弁輪運動のa'が明らかに低下している場合などには，左房機能不全と診断できますが，発作性心房細動の既往だけでほかにエコー所見もない場合には，"Suspected LA dysfunction"と診断せざるをえません．

（林　修司）

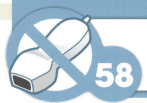

E/e′を鵜呑みにしてはいけない

E/e′が比であることに注意

E/e′は，拡張能や左室充満圧を直接的に反映する指標ではありません（p103 59参照）．拡張不全評価のガイドラインには，E/e′の数値が判断基準として表記されており，E/e′イコール拡張能の指標と印象づけられてしまうのかもしれません．若い医師や技師さんは，しばしば，個々の数値の信憑性を検討せず，まず値を算出してから評価しようとするので，判断を誤ったり，判断時に混乱したりすることが多いように思います．**E/e′はあくまで左室充満圧を推定する指標の一つ**であり，絶対的な指標でないことを忘れてはいけません．用いるのに適さない条件下では，むしろE/Aや，e′の値そのものを用いたほうが正確に評価できます．たとえば，e′≧8cm/sであれば，左室弛緩能は正常と考えられます．

E/e′に惑わされてはいけない

E/e′を評価する際には，**使ってよい条件かどうかの確認が必要**です．たとえば，MSや重度MRでは，左房圧の上昇に関係なくE波高が増大するので，E/e′は拡張不全の評価に使えません．僧帽弁輪石灰化は，重度になると僧帽弁口血流速波形はMS様となり，左室充満圧は上昇していなくてもE波が加速し，石灰化の影響で心筋の状況とは関係なくe′が減高します．結果としてE/e′は高値となるので，これを心不全の判断に用いるべきではありません（p116 65参照）．同様に陳旧性心筋梗塞でも，梗塞側e′は低値となるためE/e′は過大評価となりやすく用いるべきではありません．肥大型心筋症では，高血圧性心肥大や，ASに伴う左室肥大症例よりも，e′は，より低値となるため，E/e′が高値でも充満圧は正常範囲であったり，充満圧が高値でもE/e′が高くないことがあります．心房細動症例では，デュアルドプラ法を用いれば，E/e′が同一心拍で測定できますが，通常の機種では，それぞれの値は異なる心拍のタイミングのため，同一心拍で計測していないE/e′は参考値となります．

e′の計測法にも注意

心室中隔側e′と比べて側壁測e′が大きいことはよく知られています．また，e′は前負荷に影響されにくい指標とされていますが，これはEFが低下してe′が低値の症例に言えることで，**健常者のe′は前負荷および後負荷に影響を受けます**．

弁輪は心周期で1〜2cm移動するので，弁輪運動速波形を記録するときはサンプルボリュームの幅を8〜10mmに設定することが推奨されています．血流計測に用いるパルスドプラ法の場合は2〜3mmですから，その設定のままでは再現性のよい波形が記録できません．サンプルボリュームをおく位置も左室側，左房側にずれると値は変化します．また，拡張型心筋症で左室が球状化してくると，通常の四腔断面では僧帽弁輪運動の方向が超音波ビームの方向と合わず，e′が大きく記録されてしまいがちです．うまく断面設定をして，弁輪運動の方向と超音波ビームの方向を一致させて弁輪運動速波形を記録することが肝要です．

（阿部美保）

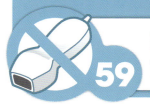

59 E/e′の高値だけで「左室拡張能の低下」と言ってはいけない

左室拡張能とは

血行動態的な側面における左室拡張能の評価とは，左室充満圧が上昇しているかどうかを判断することです[12]．すなわち，左室拡張能が保たれていれば，左室充満圧が上昇することなく十分な量の血液で左室を充満させることができ，左室拡張能の低下が進むと，充満圧を上昇させなければ左室に血液を充填できない状態になります．

一方，心筋特性から考える左室拡張能は，拡張期にどれだけ左室に血液を充填させることができるかという心筋の能力です．chamber functionとしての左室拡張能は，①心筋が能動的に弛緩する能力（左室弛緩：relaxation），②収縮期に蓄えられたエネルギーの反張（elastic recoil），③能動的な弛緩を終えて袋になった左室が受動的に血液を受け止める柔軟性（コンプライアンス：compliance，あるいはその逆数であるスティフネス：stiffness）によって規定されます[13]．

心筋特性としての左室拡張能評価

左室弛緩を表す指標のゴールドスタンダードは，心臓カテーテル検査で算出される左室圧曲線の下降脚時定数 τ（tau）です．組織ドプラ法で得られる拡張早期の左室下側壁運動速度 e′ は，tau と強く相関することを当センターの先達である大木 崇先生が発表されました（図 59-1）[14]．その後，米国ベイラー医科大学のNagueh先生が，僧帽弁輪運動速波形の e′ が tau と相関することを報告しました[15]．

コンプライアンスは，拡張期の左室圧・容積関係で求められ，圧変化と容積変化の比で規定されます．コンプライアンスを心エコー図検査で評価することは難しいのですが，大阪大学のグループはMモード法で求めた diastolic wall strain（DWS）が左室スティフネスを反映し予後と関連

すると報告しています[16]．我々は，下肢陽圧負荷に対する僧帽弁口血流速波形の変化を観察することで，非侵襲的に左室コンプライアンスが評価できることを報告しました[17]．

E/e′ とは

さて，かつて心エコー・ドプラ法による左室拡張能の評価は，僧帽弁口血流速波形や肺静脈血流速波形を用いて，左室充満圧が上昇しているかどうかを判定するのが主流でした[12, 18-20]．そして，上記のようにNagueh先生が左室充満圧を反映するE/e′という指標を考案し，左室充満圧を直接反映する初めての心エコー図指標として脚光を浴び，現在に至っています．E波高が左室充満圧と左室弛緩能の両者に影響されるのに対して，e′ は左室弛緩能を反映することから，それらの比をとることで，左室弛緩能の項が消去され，E/e′ が左室充満圧を反映する指標となります．すなわち，E/e′ は左室充満圧の指標であって，厳密には左室拡張能の指標ではありません．

図 59-1 │ e′ と tau の関係

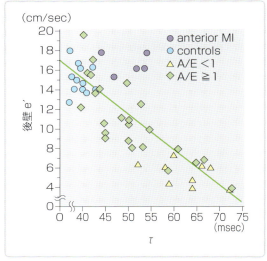

（文献14より引用改変）

図 59-2 | ASE ガイドラインが推奨する拡張不全の診断アルゴリズム

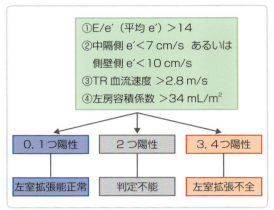

拡張不全が疑われるにもかかわらず EF が正常で，<mark>臨床的にもエコー的にもほかに異常がない場合にのみ</mark>このアルゴリズムを適用する．
（文献第4章11より引用改変）

E/e′ にも限界がある

Nagueh 先生の発表後，それに反論する多くの論文が出されました．有名なものでは，メイヨークリニックからの左室肥大を認める例では E/e′ と左室充満圧によい関係が得られないという報告[21]，クリーブランドクリニックからは重症左室収縮不全例では E/e′ は左室充満圧に相関しないという報告[22]があります．すなわち，<mark>E/e′ が左室充満圧を反映しない病態がある</mark>ということがわかってきました．

拡張能低下を判定するのは難しい

ASE ガイドラインによると，「e′ と E/e′ は重要な指標であるが，単独で用いて結論を出すべきでない」と書いてあります[第4章11]．ガイドラインが推奨する拡張不全の重症度診断のアルゴリズムでは，EF が保持されている場合に拡張能低下が存在しているかどうか判断することが困難なため，E/e′，e′，TR の最大血流速度，左房容積係数の決められたカットオフ値を使い判断するように勧めています（**図 59-2**）[第4章11]．一方で，拡張能は患者背景（年齢，性別，疾患など）にも強く影響を受けます．心エコー図法以外での拡張能低下を示唆する所見，すなわち①心不全症状（起座呼吸，労作時息切れ），②高齢・肥満・高血圧・糖尿病の存在，③下腿浮腫・頸静脈怒張・ギャロップ音・BNP 上昇，④胸部 X-p の肺うっ血，⑤心電図異常（肥大，ST 変化，心房細動）などを認めた場合，EF は保たれていても，拡張能は低下していると推定できます．このような場合，<mark>「左室拡張不全あり」として，図 59-2 のアルゴリズムはスキップして次のステップに進みます</mark>．

このように，エコー指標単独で拡張能低下は判断できず，杓子定規に「XX という指標が YY となったから，拡張能低下だ」と言える指標も存在しないことから，拡張能低下は心エコー図指標だけを見るのではなく，患者の全身状態や背景を考えたうえで評価することが重要です．逆に言えば，<mark>患者の病態から拡張不全を疑い，それを心エコー図で確認する</mark>，というスタンスがよいと思います．

（楠瀬賢也）

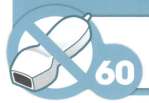

心エコードプラ法の所見だけで心不全と診断してはいけない

心不全は病名ではない!?

　心不全とは心臓の働きが不十分なことで生じる身体の"状態"を言い，病名や診断名ではありません．"身体の状態"という曖昧な定義のため，人により心不全の捉え方がさまざまです．日本循環器学会と日本心不全学会は，新しいガイドラインで心不全を次のように定義しました[23]．
「心不全とは，なんらかの心臓機能障害，すなわち，心臓に器質的および/あるいは機能的異常が生じて心ポンプ機能の代償機転が破綻した結果，呼吸困難・倦怠感や浮腫が出現し，それに伴い運動耐容能が低下する臨床症候群」
　これでは一般の人にはわかりにくいので，心不全を国民によりわかりやすく理解してもらうため，一般向けの定義も発表されました．
「心不全とは，心臓が悪いために，息切れやむくみが起こり，だんだん悪くなり，生命を縮める病気です」
　しかし，甲状腺機能亢進症による高拍出性心不全や，徐脈・頻脈に伴う心不全のように心臓自体は正常な心不全もあります．また，AHAのガイドラインにおいては，心不全のステージAはリスクを持つというだけ，ステージBは心臓に器質的異常を認めるだけなので，これらは心不全と言っても無症状の状態です．臨床医がこのような状態の患者を心不全と言うことはまずありません．**心不全と言っても，立場によっていろいろな捉え方がある**ことを知っておいてください．

心不全に対する認識の差

　我々心エコー図検査に携わるものは，左房圧上昇，肺高血圧などの血行動態の異常から心不全と判断していることが多いと思います．そして，その原因となる心臓の器質的異常を検査で判断しています．しかし，多くの医師や看護師は，胸水貯留や呼吸困難，浮腫など，いわゆるうっ血性心不全の症状があることを心不全と捉えていることが多く，我々の言い分と齟齬が生じることがあります．古くは心収縮力が低下したため，心不全を生じると長く捉えられてきました．このため，駆出率が保たれた心不全(heart failure preserved EF：HFpEF)という概念は，循環器内科医以外には非常に理解が難しいのかもしれません．実臨床では，胸部X線検査でCTRが拡大しているので心不全とか，息切れがあるから心不全だろうと説明を受けている患者がいます．つまり，**心エコー図法で考える心不全の概念と，世間一般の医師，患者が思っている心不全の概念が異なる**場合があります．

心不全の評価が依頼目的の検査

　そのため，心不全の評価を目的とする心エコー図検査の依頼を受けたときには，検査の前に胸部X線検査や生化学検査(特にBNP値)を確認して，依頼医の心不全の診断根拠を確認するほうがよいです．特に腎不全末期の溢水は，純粋には心不全ではないものの，臨床像は心不全の状況を満たしており区別が困難です．また，プローブを持つ前に，**息切れ，起座呼吸などの問診，下腿浮腫や頸静脈怒張を視診，Ⅲ音やⅣ音を聴取しないか聴診する**ことも大切です．また，高齢者は，もともと活動量が低下していて心不全症状が出ないことや，知らず知らずに心不全症状が出ない程度まで活動量を下げていることがあります．

心エコー図検査による心不全の診断

　心エコー図による心不全の診断に都合がよい心不全の定義は，Braunwald先生が教科書に記されたものだと思います．
①左室機能不全により末梢までの循環不全を起こしている状態

または，

② 左室充満圧の上昇により，充分量の心拍出ができている状態

すなわち，**左室充満圧が上昇していれば，代償されているか代償されていないかにかかわらず，それは心不全**という定義です．これを根拠に我々は左室拡張不全の重症度分類をすることで，左房圧が上昇しているかどうかを判定し，心不全かどうかを判定しているのです[24]．

この左室拡張不全の評価は非専門家には難しいので，Point-of-Care 超音波検査では，下大静脈の径と呼吸性変化，肺エコー検査による多発性 B ラインの有無で心不全を判断するプロトコール（心臓を見ていない！）さえあります[25]．

心エコー図検査の役割

このように，心不全とは実に曖昧な症候名で，確立された診断法もありません．心エコー図検査で心不全がすべてわかるはずもありません．エコー検査だけで診断することが難しいのだから，心エコー図検査では判断の材料となるデータを依頼医に提供するだけでよい．心不全か否かは，エコー検査を依頼した医師が総合的に判断すればよい，という考え方もあります．

とはいえ，**心エコーの専門家であれば心不全の診断を行うのが使命**です．ドプラ法や，ときには組織ドプラ法，ストレイン法，負荷心エコー図法などを駆使して，血行動態的に心不全の状態にあるかどうか（左室充満圧が上昇しているかどうか）を判断し，その状況をもたらしているのが，心筋梗塞なのか，心筋症なのか，弁膜症，心臓に原因がなく，単なる容量負荷なのかなど，心不全の原因を追究しなくてはなりません．そして，その診断は心エコー図検査が最も得意とするところで

表 60-1 | レポートに記載する左室拡張不全の診断名

① Normal LV diastolic function
原則記載する必要はないが，微妙なときや，何か悩んで正常パターンと結論づけたときに書く．
② Impaired LV relaxation with normal LA pressure
これまで LV relaxation abnormality と書いていたもの． 　a) Impaired LV relaxation with preserved LV compliance 　　　下肢陽圧（挙上）負荷で E＜A → E＜A，一回拍出量増加 　b) Impaired LV relaxation with severely impaired LV compliance 　　　下肢陽圧（挙上）負荷で E＜A → E＞A，一回拍出量低下
③ Impaired LV relaxation with (markedly) elevated LA pressure
E＞Aと偽正常化パターンのとき．拘束型のときは markedly をつける． ＊他科からの依頼の場合には，これが心不全を示唆する所見であることを強調するために，(Left-side heart failure)，(HFrEF)，(HFpEF) などと付け足してもよい． ＊血管拡張薬や利尿薬，Valsalva 負荷で E＜A になるものは reversible，ならないものは irreversible と付け足す． ＊E＞Aと偽正常化パターンで，EDP と LAP が乖離していると思われ EDP の上昇のみと判断される場合には，Impaired LV relaxation with (markedly) elevated LVEDP でもよい．
④ Constrictive LV filling pattern (Constrictive pericarditis susp.)
各種所見から収縮性心膜炎を疑うとき
⑤ Indeterminate LV diastolic function
重度 MR，MAC などでわからないとき．記載しなくてもよいが，「心不全の有無は？」というようなオーダーで，それに対して答えられないときなどに使う．
⑥ LA dysfunction
左房機能低下と判定される場合． 心房細動の除細動後，アブレーション後は一過性の左房機能低下をきたす．

す．正確な診断と状況判断によって，正しい治療戦略を立てることができます．

左室拡張不全の重症度のレポートへの記載

拡張不全の評価の結果，当センターのレポートには，Diastolic dysfunction grade を記入する欄があり，grade 1〜3 を記入します．Diagnosis 欄には，**表60-1** のように記載しています．

左房圧上昇が診断された場合，"Impaired LV relaxation with elevated LA pressure" と記載しています．循環器内科医からの依頼であれば，原則的に報告書の診断欄に "Heart failure" と記載することはありませんが，それ以外の診療科からの依頼，特に研修医からの依頼の場合には，"Impaired LV relaxation with elevated LA pressure（Heart failure with preserved ejection fraction）" などと追記することもあります．また，コメントには「左房圧の著明な上昇があり容量負荷を伴う心不全の状態です」などと記載し，必要な場合には循環器内科へのコンサルトをお勧めしています．

ただし，外勤先の心エコー図検査では話が変わります．「左房圧の上昇」が心不全であることを理解してもらえない場合のほうが多いので，そのような場合には診断名に「左心不全」と明記するほうがよいでしょう．

明らかな自覚症状がなくても，心エコー図検査上での心不全が疑われる場合，まずはその原因精査が必要です．高血圧などリスクを持つ場合には厳重な管理をしたり，非心臓手術前であれば手術の前に治療をしたり，症候性の心不全を未然に防ぐという意味でも，心エコー図上の心不全状態を依頼医にしっかりと伝えなければなりません．

〔阿部美保〕

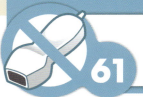

61 肥大型心筋症を疑えば、最大壁厚を記載しないといけない

肥大型心筋症で怖いこと

肥大型心筋症（hypertrophic cardiomyopathy：HCM）で一番怖いのは、突然死です。突然死の原因は、たいてい致死性不整脈です。EACVIガイドラインでは、年齢、失神歴、突然死の家族歴、非持続性心室頻拍、最大左室壁厚、左房径、左室内圧較差の7項目を入力することで各患者の5年間の突然死発生リスクを算出する突然死予測モデルが提唱されています。

なぜ最大壁厚が大事か

最大左室壁厚は突然死との関連があり、上記の突然死予測モデルや、本邦におけるHCMに関するガイドライン[第4章5]にも含まれています。最大左室壁厚は増大するほど突然死のリスクが増加し、最大左室壁厚が30 mm以上では予後が著明に低下することが報告されています[26]。ある程度（20 mm程度）の肥厚を認める症例では突然死の予防という点にも留意しなくてはなりません。そのため、HCMを疑う場合には、肥大形態だけでなく、**最大左室壁厚の計測値を報告書に記載**します。指定難病の個人調査票にも最大左室壁厚を記入する欄があり、レポートに数値が記載されていないと主治医が困ります。

肥大型心筋症の左室流出路狭窄

閉塞性肥大型心筋症では、収縮期における心室中隔心筋の突出と僧帽弁収縮期前方運動（SAM）により左室流出路狭窄を生じます。著明な左室肥厚でなくても、乳頭筋の肥厚、左室壁の不均一性肥厚による左室内腔の狭小化やそれに伴う左室過収縮、僧帽弁および腱索の冗長化などによって左室流出路に圧較差が生じます。また、**安静時には有意な圧較差がなくても、負荷をかけることで圧較差が誘発されることがあり**、このような潜在的なものを含めると、HCMの約7割で左室流出路狭窄を合併するという報告もあります。流出路狭窄のないHCMと比較して、流出路狭窄があるHCMは、症候性が多く予後が不良です。そのため、流出路狭窄を解除するために、薬物療法だけでなく、心室中隔アブレーションや心筋切除が行

図61-1 | 心室中隔アブレーション前後のドプラ波形

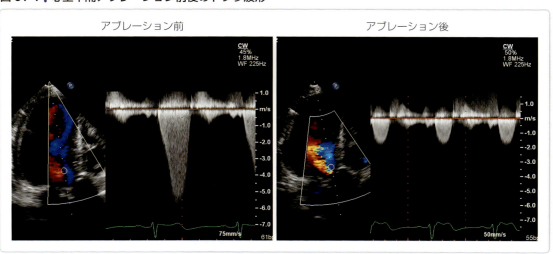

心室中隔のアルコールアブレーションによって、左室流出路狭窄が解除された。

われることがあります（**図61-1**）．また，左室中部に狭窄を認めることもあり，mid-ventricular obstructionと診断されます．流出路狭窄と比べて血行動態的な問題となる場合は少ないですが，経過を見ていると心尖部が瘤状となり，収縮能の低下や心室内血栓の原因となることがあります．心室瘤が形成されると突然死のリスクが上昇します．

左室流出路狭窄を評価するときの注意点

連続波ドプラ法を用いて狭窄部位の最大血流速度を計測して最大圧較差を推定します．安静時の圧較差が30 mmHg以上あれば有意狭窄と定義します．もちろん，誤ってMRの最大血流速度を計測して左室流出路圧較差を過大評価してはいけません（**図61-2**）．左室流出路狭窄の波形時相は，収縮中期～終期にピークを有している点や，血流速度からも鑑別できます．その他，左室流出路圧較差はさまざまな要因によって血行動態の影響を受けやすいので，安静時の検査で圧較差を認めないからと言ってその存在を否定してはなりません．特に，労作性症状のあるHCM患者では，**積極的にValsalva負荷を施行して潜在性流出路狭窄の有無を確認**します．

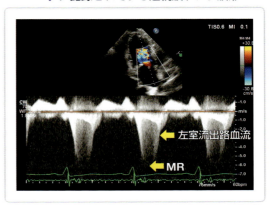

図61-2 MR波形と，左室流出路狭窄血流が同時に記録されている連続波ドプラ波形

（平田有紀奈）

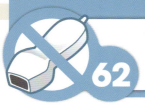

62 若年の高血圧性肥大心例では，腎動脈を見ずに検査を終わってはいけない

原因がはっきりしている高血圧もある

高血圧は，一次性高血圧と二次性高血圧に分類されます．一次性高血圧は本態性高血圧と呼ばれ，原因として生活習慣や遺伝，体質以外にも，塩分やアルコールの過剰摂取や喫煙，ストレスなどが影響しています．一方，何らかの原因がある場合を二次性高血圧と呼び，高血圧の約10％以上を占めるとされています[27]．原因としては，ホルモン分泌異常，腎臓疾患，薬剤の副作用などがあります．原因によって異なりますが，このような二次性高血圧では，原因となる疾患を治療することで血圧を改善できる可能性があります．逆に，原疾患を治療しなければ，通常の降圧療法だけでは血圧をコントロールできないこともあります．

腎血管性高血圧とは

腎血管性高血圧は，腎動脈の狭窄を原因とし，レニンが過剰分泌されることによる高血圧です．腎血流量が減少すると，腎臓は血圧が低下していると錯覚してレニンを過剰に分泌し，アンジオテンシンⅡやアルドステロンを介して血圧が上昇します．腎動脈が狭窄する原因として，高齢者では粥状硬化が最も多く，若年から中年の女性では線維筋性異形成や大動脈炎症候群などの血管炎も原因となります（表62-1）．

表62-1 | 腎血管性高血圧の鑑別疾患一覧

疾患	粥状硬化	線維筋性異形成	大動脈炎症候群
年齢	高齢	若年〜中年	若年
性別	男性	女性	女性
好発部位	中枢側	中部〜末梢側	起始部
病変	両側	片側に多い	両側
その他の特徴	動脈硬化性高頻度	数珠状病変頻度 約10％	炎症所見

Point-of-Care 血管エコー検査

若年の高血圧では，二次性高血圧を鑑別する必要があります．その中でも，腎動脈狭窄は心エ

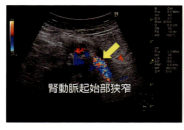
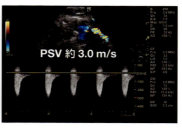
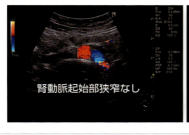
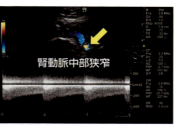

図62-1 | 腎動脈狭窄症例
上段：75歳，女性．粥状硬化による腎動脈狭窄．
下段：26歳，女性．線維筋性異形成の超音波検査所見．
黄矢印：狭窄部を示す．
PSV：最高血流速度．

コー図検査のついでに **Point-of-Care エコー検査で診断できる**病態です．高齢の高血圧例では大動脈瘤のスクリーニング，3枝病変のような重度動脈硬化例と若年の高血圧例では腎動脈狭窄のスクリーニングを行うのが望ましいです．

高齢者の腎動脈狭窄は，大動脈からのプラークシフトにより生じるため，腎動脈起始部に狭窄をきたしやすいのに対し，若年者に見られる線維筋性異形成は，腎動脈の中部から末梢側に病変を有することが特徴的です（**図 62-1**）．したがって，**動脈硬化例では起始部を見ておけばほとんど大丈夫なのですが，若年者では腎動脈起始部だけではなく腎動脈中部から末梢側も観察**しないといけません．当センターでは，怪しい所見（カラードプラ法でモザイク血流，腎臓の萎縮など）があれば，血管エコー検査の担当者に代わって腎動脈だけスキャンしてもらっています．腎動脈狭窄があった場合には，依頼医に連絡して，血管エコー検査のオーダーをしてもらいます．

（鳥居裕太）

音中模索 〜ECHOはじめて物語〜 第7話

Point-of-Care 超音波

日本超音波医学会第88回学術集会（2015年，東京開催）で，「超音波検査におけるパニック値（像）」という領域横断パネルディスカッションの座長の依頼がきた．僕が考えたテーマではないので，もしかしたら，共同座長であった埼玉病院臨床検査科の岩下淨明先生のアイデアだったのかもしれない．そのパネルディスカッションの演者のお一人が，安曇野赤十字病院救急部の亀田 徹先生だった．セッション準備のために演者の先生方とやり取りをしていたところ，亀田先生から，Point-of-Care US についての熱い（長い）メールが届いた．救急医でエコー Love な先生に初めて会ったので，物好きな救急医もいるんだなあ，くらいに思っていた．ところが，超音波医学会の数ヵ月後に，Point-of-Care 超音波研究会を立ち上げるから，循環器分野のリーダーをしてほしいと亀田先生からメールが届いた．断る理由もないのでお引き受けしたのが，僕が Point-of-Care US にかかわりだしたきっかけである（最近業績を整理していて気づいたのだが，実は，2007年に愛媛県の宇摩医師会で講演を頼まれたとき，開業医さん向けの心エコーの話ということで「Point-of-Care 心エコー検査」という話をしていた）．

さて，亀田先生に，「そんなの僕が若いときからやっているチョイ当てエコーでしょっ！」と口を滑らせたら，「POCUS は臨床研究に基づき検証を経て，ガイドライン・教育システムの構築，認証，質保障の整備などが行われているので，その質はまったく異なる」と叱られた．チョイ当てエコーは POCUS の一つの形でしかなく，POC 心エコーと言えば，Focused Cardiac Ultrasonography（FoCUS）が主流であることをそのとき勉強した．高度な知識と技量がいる系統的 US とは違って，超音波を専門にしない医師でも一定のトレーニングでマスターできる手技で，欧米では，麻酔科の先生方が FATE，救急の先生方が FEEL という，心エコーと肺エコーを組み合わせたプロトコールを開発して，そのハンズオンレクチャーが頻繁に開催されているようだった．日本でそういった POCUS の教育システムを確立したいというのが，亀田先生の思いだと感じた．

第1回 POCUS 研究会は病欠してしまったが，第2回からはずっと心臓領域のコーディネーターをさせていただいている．第6回はなんと代表世話人をすることになった．自分自身は今や救急や集中治療でエコーを使うことはめったにないが，これから救急現場やプライマリケアの診療でエコーを使いたいという先生に，僕の知識や今までの経験が役に立てばいい．それにこの POCUS は，研修医にエコーを教えるよい口実になることがわかった．循環器内科医と言えばカテーテル手技で，エコーは技師の仕事と思って疑わない研修医が多い中，救急の場で使えるツールとしてはエコーに興味を持つ人が少なくない．POCUS をきっかけにエコーを始めて，興味を持ってくれたらエコー好きの医者になってくれないかなあと目論み，研修医に POCUS を教えている．

（山田博胤）

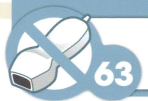

63 高齢の高血圧例では、腹部大動脈を見なければいけない

腹部大動脈瘤の発症頻度

大動脈瘤は「大動脈の一部の壁が、全周性、または局所性に拡大または突出した状態」と定義されており、大動脈壁の一部が局所的に拡張して瘤を形成した状態、または直径が正常径の1.5倍（腹部で30 mm）を超えて拡大した（紡錘状に拡大した）状態を指します[28]。

高血圧を有する日本人高齢者における腹部大動脈瘤有病率を調査した、大規模多施設コホート研究、「The AAA Japan Study」では、**60歳以上の高血圧患者の腹部大動脈瘤有病率は4.1%**と報告されています。また高血圧治療ガイドライン2014による60歳以上の高血圧症有病率の指針数は2690万人であり、The AAA Japan Studyから得られた4.1%の有病率を用いると、日本国内の潜在腹部大動脈瘤症例数は、約110万人と予測されます。超高齢社会を迎える日本において、腹部大動脈瘤の患者は、今後さらに増加するでしょう。

腹部大動脈瘤の危険因子と破裂リスク

腹部大動脈瘤の危険因子は、高齢、高血圧、喫煙、アテローム性動脈硬化、男性、家族歴などが報告されています。破裂のリスクは、瘤径が大きくなるとともに高まり、瘤径が4〜5 cmでは年間の破裂リスクは最大で5%ですが、6〜7 cmでは最大20%と言われています[29]。

腹部大動脈の早期発見の重要性

腹部大動脈瘤の多くは無症状であり、早期発見が重要です。無症状のまま進行して瘤が大きくなり、突然破裂することもあります。待機手術の死亡率は高くありませんが、破裂してしまうと、開腹手術を行っても48%が入院中や周術期に死亡すると報告されていることから[30]、早期に腹部大動脈瘤を見つけることが大切です。

心エコー図検査で腹部大動脈を見てもよい

高齢で、高血圧や糖尿病などの生活習慣病を有している患者は、腹部大動脈瘤の危険因子を複数持っている場合が少なくないので、**心エコー図検査時に腹部大動脈瘤のスクリーニング**を行うことをお勧めします。下大静脈を観察したら、そのまま腹部大動脈を描出し、短軸断面にして分岐部あたりまで観察します（図63-1）。この操作にかかる時間は、通常1分以内です。そのひとあてが、患者の命を救うかもしれません。大動脈瘤がなくても、著明な動脈硬化があれば、大腿動脈アプローチでの心臓カテーテル手技時には要注意というコメントを書くこともできます。

ちなみに当センターでは、左室肥大を認めるような高血圧性心疾患、冠動脈3枝病変を認める重度動脈硬化例では、下行大動脈の観察はもちろん、カラードプラ法で腎動脈近位部を観察して、腎動脈狭窄の有無も確認しています。

（天野里江）

図63-1 心エコー図検査時に発見した腹部大動脈瘤（短軸像）

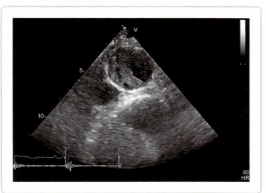

音中模索 〜ECHOはじめて物語〜　第8話

エコーセミナー

　日本とアメリカのいずれも恵まれた環境で10年間心エコーを勉強して思ったのは，大学病院でじっくり丁寧にエコー検査を行い，病態を解明したり，新しい診断法を開発したり，臨床に役立つ現象を論文に発表するのはとても大事なことだ．自分が研究したこと，発見したことが論文で発表されれば，もしかしたら世界中の患者さんの役に立つかもしれない．しかし，エコー検査は，研究のためのツールであるより先に，「診断」という内科医の本領を発揮するためのツールである．もっと広く，多くの医師が使えるようになったほうがいい．僕が米国から帰国した2004年には，日本でも技師によるエコー検査が普及しつつあった．エコーができる技師をたくさんつくったら，医者が楽できるはず．

　当時，循環器科を標榜している開業医でさえ，診療に自分で行う心エコー検査を用いている医師はまだ少数派であったと思う．大学病院でもエコー検査は，"エコーの先生"が実施する検査であり，エコーグループ以外の若い医者が超音波診断装置を使うことはほとんどなかった．こんな便利な道具をエコー専門家だけの秘密兵器にするのはもったいない，もっと多くの医師にエコー検査を使ってもらいたい．病院で自分がエコー検査を行って診断できる患者の数は限られているが，セミナーを開催すれば，受講生がエコー検査をする患者，受講者が後輩に教えてその後輩がエコー検査をする患者…と，エコーの恩恵にあずかることができる患者が無限に増えていき，最終的には自分が診ることのできる何十倍，何百倍もの患者のためになるのでは，と思った．

　留学前からの友人であった阿部竜彦さんから，アロカ社を辞めてエコーセミナーを企画，運営する会社（現US-Lead）をするという話を聞いたので，喜んで協力することにした．帰国後に僕が関わった最初のセミナーは，「動脈硬化性疾患における心・血管エコー検査のテクニックと臨床評価」というテーマで，2006年9月17日に広島市で開催した．心エコー検査の臨床について僕が話し，検査のテクニックを技師の遠田栄一さんと吉田尚康さんがライブデモで解説，松尾　汎先生が血管エコー検査の話をしてライブデモを尾崎俊也さんが行う丸一日のセミナーだった．そのころ下肢静脈や頸動脈エコー検査を我流で行っていた僕は，松尾先生の講演と彼らのライブデモに感動を覚えた．僕が，本当の血管エコー検査に触れた瞬間であった．

　エコーオキナワ2007で松尾先生とお話しする機会があり，これからは血管エコー検査と心エコー検査を融合しないといけない．心エコー検査と血管エコー検査の勉強会を，全国規模でやろう，と話が盛り上がった．松尾先生の大阪と，僕の徳島，ちょうど真ん中は淡路島ですかね．そういえば淡路ウェスティンホテルに併設されたいい会議場があったはず．2大コンセプトは，①心エコーと血管エコーの融合，②医師と技師のコラボレーションと，とんとん拍子で話が進み，佐田政隆先生と松尾　汎先生が大会長，僕が運営委員長として，2010年にエコー淡路が始まった．8回目のエコー淡路2018から，僕が大会長となり，和田靖明先生と濱口浩敏先生を運営委員長として，プログラムもこれまでの流れを汲みながら，エコー以外の画像診断など少し新しいものを入れつつ開催することにした．小中学生（受講者の子息）を対象としてECHOキッズアカデミーという新しい企画も行った．

　このようなエコーセミナーを通じて，多くの技師さんやエコー好きな医師と知り合うことができた．僕にとってはそれが大きな収穫である．セミナーを開催するとき，インストラクターをお願いするスタッフに，「誰のためにこのセミナーをするのですか」といつも尋ねている．「受講者のためでしょ，えっ違うの？　じゃ，自分のため？」それも違う．僕は「もちろん教えるのは受講者だけれど，医療にかかわるものとしては，患者のためという意識が常に必要です」と話している．我々の「顧客」はあくまで「患者」であることを忘れてはいけない．「自分の病院に帰った受講生がエコーを撮る患者さんのために，インストラクターをしてください」これは，僕がいつも自分自身に言いきかせる言葉でもある．

（山田博胤）

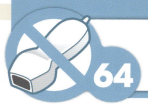

64 中等度以上の僧帽弁逆流があるときは，その成因を記載しないといけない

軽度 MR の場合

MR に対する心エコー図検査で最も重要なのは，その重症度と成因です．健常者でも軽度の MR を認めることがあり，physiological MR と呼ばれます．これが臨床的に問題となることはありません．これはレポートのコメント欄には，「Color Doppler 上，mild MR を認める」といったように所見を書きますが，通常はレポートの診断名には書きません．

ただ，かかりつけ医から MR という紹介で検査をしたときには，診断名に #1 Mild MR (Physiological) と記載します．また，MS や僧帽弁逸脱症の例では，有意な MR を合併していないということを強調するために，#2 Moderate mitral stenosis with mild MR とか，#3 Mitral valve prolapse with trivial MR と診断名に記載することがあります．

中等度 MR の場合

中等度以上の逆流症を認める場合，その成因を考えないといけません．まずは，一次性（器質的）か，二次性（機能的）MR かを考えます[31]．一次性 MR であれば重度 MR が手術適応ですが，二次性 MR であれば中等度 MR が手術の適応になることがあります．これは，中等度の二次性 MR が予後不良を示すサインだからです．

また，MR の成因に関しては，Carpentier 分類が用いられます．type Ⅰ（弁運動正常），type Ⅱ（過剰運動），type ⅢA（開放制限），type ⅢB（閉鎖制限）に大別されます[32]（図 64-1）．実臨床ではいくつかの要素が併存していることも多く，きっちりと分類できるものではありませんが，その症例における MR の主な成因が何であるかは，検査の間に考えて，レポートに記載するようにしましょう．

prolapse, billowing の使い分け

MR を慎重に観察していると，prolapse（逸脱）のように見えるが，悩ましい症例を経験することがあります．prolapse の定義は，収縮期に僧帽弁の弁尖の全体あるいは一部が弁輪線を越えて左房側に落ち込む状態です．この際に弁輪線とは subaortic curtain の遠位部と後尖付着部（左房左室移行部）とを結ぶ線になります（図 64-2）．

一方，バーロー（Barlow）病を典型とする僧帽弁の変性で，弁尖が冗長化することを billowing と言います（ビロビロッと伸びている）．billowing

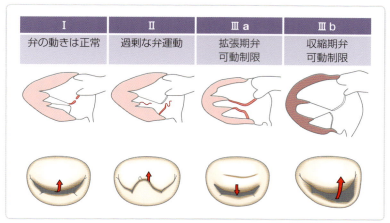

64-1 | Carpentier 分類
Carpentier は，弁の性状とは無関係に，弁尖の運動による MR の分類をした．

は，僧帽弁の形態を表すので，接合の状態ではありません．したがって，billowing with prolapse と billowing without prolapse があります．後者の，左房内に突出するが接合点は弁輪レベルより左室側である場合のことを prolapse ではなく billowing であるように書いてある教科書もあります．

また，ややこしいのですが，prolapse は，"mitral valve prolapse(syndrome)"のようにバーロー病同等の病態を指す言葉として使われることがあり，一方では，腱索断裂で弁尖先端が左房内に翻転するような状態(flail leaflet)も prolapse と呼ばれることがあります．

僧帽弁の変性

Anyanwu らは僧帽弁の変性疾患を，弁尖の変性の程度から，① fibroelastic deficiency(FED)，② advance FED，③バーロー病，そして④ Forme fruste(粘液腫様変性はあるものの一部分のみであり弁輪と弁尖の大きさから明らかにバーロー病と区別できる)，の4つに分類しています[33]．つまり，FED では細い小さな腱索断裂を認め，弁葉は正常〜菲薄化し，逸脱は部分的とされ，バーロー病では弁全体が膨隆し粘液腫様変性を認め，腱索の肥厚や延長も著明な状態と定義されています．もともとのバーロー病は，収縮中期クリックとそれに続く収縮末期逆流性雑音を認める病態を指していましたが，エコーで弁が観察できるようになって，その定義や使い方が変遷しています．

その他の MR

急性心筋梗塞の機械的合併症として，頻度は稀ですが，乳頭筋または腱索の断裂による突然の重度 MR を呈することがあります(図 64-3)．このうち約 70% は下壁梗塞に伴う後乳頭筋の断裂です．これは，前乳頭筋が前下行枝と回旋枝の二重支配であるのに対して，後乳頭筋が右冠動脈1本で養われていることが多いためです(回旋枝優位の冠動脈支配の場合には，回旋枝で養われていることもあります)．

また，僧帽弁の感染性心内膜炎では，弁の変性，穿孔，弁輪部膿瘍に伴う支持組織の脆弱化などさまざまな成因で MR が生じます．

さらに，閉塞性肥大型心筋症では僧帽弁前尖の異常前方運動(SAM)を原因とする MR が生じますし，僧帽弁クレフトや，僧帽弁副組織などの稀な先天異常も MR の原因として知っておくべき疾患です．

（藤原美佳）

図 64-2 ｜ prolapse の定義

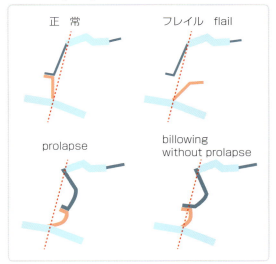

弁尖の接合部が弁輪線(破線)を越えて左房側に落ち込んだ状態を prolapse と定義することが多いが，弁輪線とは関係なく両弁尖の相対的な関係で他方よりも左房側にずれている場合を prolapse と言うこともある．

図 64-3 ｜ 乳頭筋断裂による MR

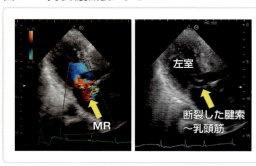

急性下壁梗塞に合併した乳頭筋断裂．弁尖に可動性に富む余剰な構造物が付着している．

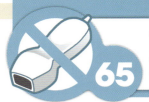

65 高度の僧帽弁輪石灰化があるとき，左室拡張能を評価してはいけない

僧帽弁輪石灰化とは

僧帽弁輪石灰化（mitral annular calcification：MAC）は，高齢者にしばしば見られ，特に女性に多く認めます．本症は，リウマチ性心疾患，マルファン症候群などの結合織異常，あるいは，カルシウム代謝異常などにおいても見られますが，高齢者に見られる MAC のほとんどは，線維輪の退行性変化によるものです．一般に，後方弁輪部に石灰化病変を生じることが多いですが，進行すると弁輪全周に及ぶこともあります．高度な MAC は，慢性透析例に見られる頻度が高いです．

左室肥大と MAC

肥大型心筋症，特に**閉塞性肥大型心筋症にMAC を合併しやすい**ことは従来からよく知られています．しかし，肥大型心筋症でなくても高血圧心，AS などの左室圧負荷疾患においてもしばしば見られます．したがって，その発生機序として，僧帽弁が閉鎖する際の左室圧の上昇が，弁輪部の脂質沈着を助長し，この状態が長期間続くことで石灰化が形成されるという説があります．

左室内腔が狭小化した肥大心が MAC を合併すると，左室流出路と後方弁輪部の距離が短縮し，余剰となった僧帽弁前尖が SAM を生じて，流出路狭窄が顕在化することがあります．MAC を有する高齢者では，S 字状中隔を併せ持つことがあり，その場合も同様の機序で流出路狭窄をきたすことがあります．安静時には狭窄がなくても，労作時に狭窄が生じて息切れを訴えることがあるので，**高齢者の労作性呼吸苦の一因**として頭に置いておいてください．

MAC における拡張不全の重症度評価

高度の MAC は，弁逆流や弁狭窄の原因となります．これは，石灰化による弁輪括約筋の収縮・拡張障害，弁下部への病変の波及などによります．高度 MAC では，僧帽弁口血流速が加速し，特に拡張早期（E）波が増高します．弁輪自体の運動が制限されるので弁輪運動速波形の e′ は低下します．すると，E/e′ が高値になります（**図 65-1**）．これは，かならずしも左房圧の上昇を伴いません[34]．したがって，MAC 例で E/e′ が上昇し

図 65-1 僧帽弁石灰化例における拡張能評価

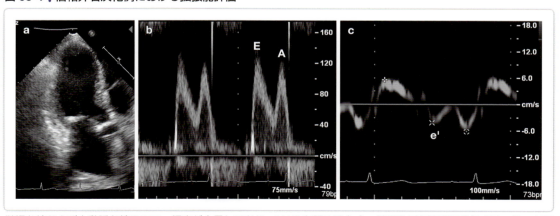

僧帽弁輪および大動脈弁輪のエコー輝度が上昇しており，MAC を認める（a）．僧帽弁口血流速波形（b）は，E，A 両波高が増高し，僧帽弁輪運動速波形（c）の e′ は減高している．このような例では，僧帽弁口血流速波形による拡張能評価ができない．しかし，A 波がしっかりと流入していることから，左室拡張末期圧の著明な上昇はないということは言ってもよい．

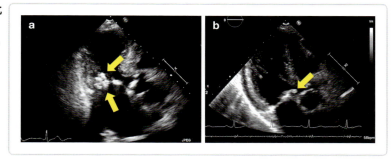

図 65-2 特殊な僧帽弁輪石灰化の例
a：乾酪性僧帽弁輪石灰化(CCMA).
b：無形性腫瘍性病変(CAT).

ているときは，左室拡張不全の重症度判定を慎重に行います．

MAC にまつわるよもやま話

　MAC が腫瘤状を呈して，乾酪性僧帽弁輪石灰化(caseous calcification of mitral annulus：CCMA)と呼ばれることがあります．これは，後方弁輪部にエコー輝度が上昇した腫瘤性病変として観察され，乾酪壊死を反映して内部に無エコー域が描出されます．脳梗塞の原因になる場合があり，再発性の場合には手術適応となることもあります(**図 65-2a**)．

　また，MAC に棍棒状の可動性腫瘤の付着を認めることがあり，無形性腫瘍性病変(calcified amorphous tumor：CAT)と呼ばれています(**図 65-2b**)．良性の腫瘍ですが，1 cm 以上の場合には脳塞栓症のリスクと考え，摘出手術が検討されます．

　これらの特殊な状況になるか，あるいは MS をきたさなければ，MAC 自体が臨床的な問題となることはほとんどありません．ただ，MAC を退行性変化の一表現と考えると，高度の MAC を有する患者では，ほかの部位にも動脈硬化が進行していないか，特に，冠動脈狭窄がないか注意するのがよいでしょう．

〈西條良仁〉

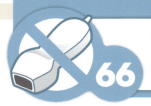

66 聴診できない軽度の弁逆流を診断名に書いてはいけない

"心エコー病"を作らない

聴診できない弁膜症は，通常，軽度で臨床的に問題になることはあまりありません．超音波診断装置が進歩し，健常者でもわずかな弁逆流シグナルが観察できます（図66-1）．このような生理的な逆流シグナルを根拠として，レポートの診断名に「軽度僧帽弁逆流」などと記載すると，「あなたは，僧帽弁逆流があります」と依頼医が患者に説明してしまうことがあります．そうすると，何の問題もない方が，自分は弁膜症であると信じてしまうという，不幸な医原病を作ってしまいます．まさに，検査が作り出した"心エコー病"です．雑音の聞かれない左心系の逆流（MRとAR）は，まず臨床的に問題ありません．当センターでは，そのような弁逆流はレポートの所見には記載しますが，診断名には記載しないようにしています．

超重症例では，雑音が聞かれないことも

雑音が聞かれない弁膜症は問題ないと言いましたが，実は，超重症の逆流症で雑音が聞こえない状況があります．このような状態は非常に稀ですし，ゆっくり検査室で検査をしているような状態ではありません．たとえば，急性心筋梗塞に伴う乳頭筋断裂で生じた急性の重度MR，大動脈解離に伴う急性の重度ARなどがあります．また，ASあるいはMSが超重症になると，通過血流量が減るために雑音がむしろ小さくなることがあると教科書には書かれています．しかし，これでも雑音が聞こえない訳ではなく重症度の割に音が小さいといった場合がほとんどです．

軽度でも診断名に書く場合　その1

例外的に問題のない逆流を診断に書くことがあります．①バーロー病などにより僧帽弁逸脱があってmild MR，trivial TRを認める，②肥大型心筋症などに伴う僧帽弁収縮期前方運動によりmild MRを認める，など，MRがあってもおかしくない状況あるいはMRが生じた状況で，mildあるいはtrivialであることをあえて言いたい場合には書くべきです．バーロー病でまったく逆流がない場合にも，mitral valve billowing without MRと書く場合があります．これは「ちゃんとMRを観察しましたよ」というアピールです．また，③拡張型心筋症や虚血性心疾患などによる慢性心不全では，少量のMRでも予後不良の規定因子になるという報告があり，そのような意味のある逆

図66-1 健常者の生理的弁逆流

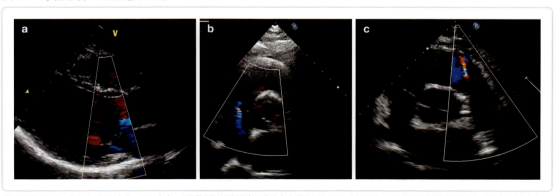

健常者でもわずかなMR(a)，TR(b)，肺動脈弁逆流(PR)(c)を認めることがある．これを異常所見としてはいけない．

図 66-2 ┃ 大動脈二尖弁における軽度 AR

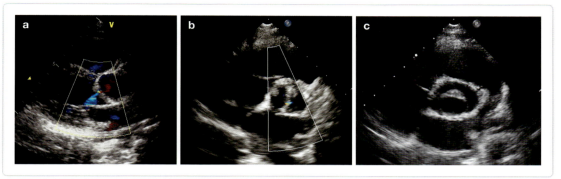

33歳女性で，軽度 AR を認める（a）．大動脈弁基部レベル短軸断面で二尖弁であることがわかり（b，c），慎重に経過を見ている．

流の場合には，あえて **mild MR と記載**しています．

軽度でも診断名に書く場合　その2

上述のように，健常者に trivial な MR, TR, PR があってもおかしくはありません．ただ，若年者の AR については注意が必要です．退行性変化が起こっている高齢者においては少量の AR があってもさほど問題にはなりませんが，若年者の AR は念のため経過を見る必要がある場合があります．ほとんどの場合は問題がないことが多いのですが，特に心室中隔欠損症合併例，二尖弁などに合併するものは今後，AR が増悪していくことがあるので慎重に経過を見ます（**図 66-2**）．当センターでは，二尖弁でなくても **40歳未満で AR を認めた場合には，mild であっても異常として診断名に記載**しています．

（林　修司）

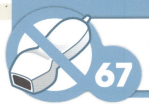

67 壁に沿って吹く逆流を過小評価してはいけない

装置の設定も重要

MRは，まずカラードプラ法で逆流ジェットの拡がりを半定量的に評価します．定量評価の一法として，MRの逆流ジェットの面積が，左房面積に対してどれくらいかで評価する逆流面積比があります．流速レンジの設定によって逆流ジェット面積が変化するため，カラードプラ法の流速レンジは50〜70 cm/secに設定します．特に経過観察のときには同じ流速レンジで評価しなくてはなりません．左房が深い位置にある場合，速度レンジが上げられなくなることがあります．この場合，**カラードプラ法の周波数を下げることで流速レンジの限界値を上げることができます**．カラーゲインはノイズの出る手前くらいまで上げ，Bモード画像のゲインは上げ過ぎてカラー信号の抑制がかからないように調整します．

壁に沿うジェットは小さく見える

逆流ジェットはカラードプラ法により描出されるため，逆流の方向と超音波ビームのなす角度が大きくなると，低血流速度表示となります．傍胸骨長軸断面ではMRジェットに対してビームの投入角度が大きくなりやすく，カラー信号が低流速の信号になりやすいため，MRの重症度は心尖部から評価することが多いです．**左房に沿うような逆流ジェットの場合，逆流シグナルが小さめに表示されたり，吸い込み血流の形が円形でないため，逆流の重症度を過小評価することがあります**[35]（図67-1）．したがって，逆流ジェットが偏位して左房壁に沿って吹いている場合は，さまざまな断面での観察やズーム機能を使うなど重症度をよく検証する必要があります．逆流ジェットが同じ面積でも，ジェットが壁に沿っている場合には，そうでない場合と比べて重症度を1ランク上げることが多いです．人工弁による音響陰影の中にあるジェットは確認できないことから，心窩部アプローチで観察するか，あるいは，経食道心エコー図検査を用いて評価します．

拡張期MR (diastolic MR) とは？

MRは原則収縮期の事象ですが，拡張期にも逆流を認めることがあります（図67-2）．拡張期MRと呼ばれ，重度AR，房室ブロック，肥大型心筋症などでの報告があります．逆流量自体は少ないため，房室ブロックや心房粗動など伝導遅延に合併する拡張期MRは予後を増悪させない所見です．一方，伝導異常のない拡大不全心や肥大心で拡張期MRを認める場合は，**左室拡張期圧の著明な上昇を示唆する所見**です．逆流量が少なくとも血行動態的均衡に破綻をきたす徴候であり，外科的治療に対する適応の一助となることもあります[36]．

（楠瀬賢也）

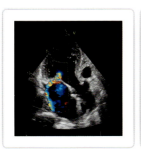
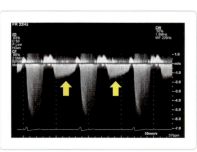

図67-1（左）｜偏位したMR
左房壁に沿うように偏位したMRは，ジェットの面積が小さく表示される．

図67-2（右）｜拡張期MR
Ⅰ度房室ブロック例で認めた拡張期MR.

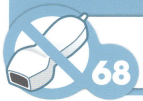

68 弁膜症の重症度は，一つの指標だけで判断してはいけない

最高速度による狭窄症の重症度判定のピットフォール

ASに代表される狭窄症の重症度判定で，まず用いるのは連続波ドプラ法による狭窄弁口血流の最高速度でしょう．弁口が小さくなるほど，そこを通過する血流速度が増加するので，最高速度が速いほど弁口が狭いという理屈ですが，次のような場合には注意が必要です．

①弁口を通過する血流量が少ないとき

どんなに弁口が狭くても，通過する血流量が少なければ，血流速度は速くなりません．ASでは，EFが低下しているときや，EFは保たれていても左室内腔が小さくて一回拍出量が低下しているときは，弁口が高度に狭小化していても，弁口血流速度が増加しません．このような病態では，本当に弁口面積が小さいのか，血流量が少なくて弁が開いていないだけなのかを鑑別するために，ドブタミン負荷心エコー図検査を施行するか，経食道心エコー図検査，あるいはCTによる評価が必要です．当センターでは，その目的に下肢陽圧負荷を用いることがあります[37]．

②弁口血流速波形が撮り切れていないとき

弁口が狭くなるにしたがって血流の幅も小さくなりますから，最も速度が大きい血流に超音波ビームを当てることが難しくなります．またS字状中隔を合併している場合には，超音波ビームの方向に合わせるのが難しいために弁口血流速度を正確に計測することが困難です．正しい最高速度が撮れていなければ，重症度を過小評価してしまいます．

③左室流出路狭窄を合併しているとき

簡易ベルヌーイ式は，狭窄血流速度が，その手前の血流速度（V_0）よりも十分に速いと仮定して，V_0を無視しています．左室流出路狭窄を伴う大動脈弁狭窄の場合，V_0を無視できません．それ以前に，左室流出路血流速波形と，大動脈弁口血流速波形を撮り分けること自体が難しいので，最高速度による重症度評価が困難です．

ASの重症度評価をどうするか

ASが重度であれば，通常は左室肥大，左房拡大を伴います．また，大動脈弁基部レベル短軸断面で大動脈弁の石灰化が高度で開放制限が強ければ，重度のことが多いでしょう．心エコー図検査の前に聴診すること，心電図を確認することの大切さはすでに述べましたが（p10 ❻，p12 ❼参照），特にASでは**聴診である程度の重症度を判断し，心電図で左室肥大所見の有無を確認**してから心エコー図検査に臨みましょう．また，重度ASなら，頸動脈の触診で振戦（shudder）を触れます．

カラードプラ法のピットフォール

弁逆流は，まずカラードプラ法を用いて逆流ジェットを観察し，半定量的に重症度を決めます．このとき，診断装置の設定によりジェットの見え方が異なることがあります．経過観察をするには，同じ装置，同じプリセットで観察するのが望ましいです．また，重度ARでは，逆流によって拡張末期圧が著明に上昇するため，逆流ジェット幅は広いものの，到達距離が短くなることがあります．

逆流量の定量化におけるピットフォール

MRなどの逆流量の計測には，PISA法かvolumetric法が用いられます．PISA法は単純な僧帽弁逸脱による1カ所からの逆流量評価には向いていますが，機能性MRのように逆流弁口が複数ある場合やいびつな形態をしている場合には不向きです[38]．また，PISAの表示自体がドプラ法の角度依存性に影響されるので，PISAの半径も原則的には超音波ビームの方向に一致させて

図 68-1 | PISA の画面表示

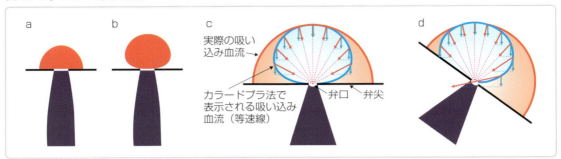

PISA を a のような図で説明している教科書は信じないほうがよい．実際は，ドプラ法の角度依存性の影響があるため，b のようないびつな円形で表示される．c，d のようにカラードプラ法で表示される速度（青矢印）は実際の血流速度（赤矢印）と異なることに注意．したがって，PISA 半径はビームのライン上で計測するのが望ましい．

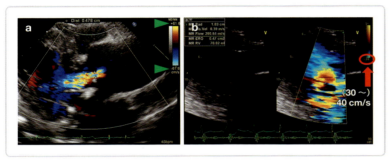

図 68-2 | vena contracta 幅と PISA 半径の測り方

カラードプラ法における aliasing velocity は緑矢印のように 50～70 cm/s で評価を行う．
a：弁口をズーム機能で拡大し，最も細く収束した部分を vena contracta 幅として計測する．
b：PISA 半径は赤矢印のように，aliasing velocity を（30～）40 cm/s とし，できるだけ半円になるように描出し計測する．

計測しないと不正確です（**図 68-1**）．さらに，volumetric 法も四腔断面と二腔断面における僧帽弁輪径を楕円の短径と長径と仮定して弁輪面積を求め，左室流入路の中心部のみの左室流入血流速波形の時間速度積分値を用いて計算するので，必ずしも正確に逆流量を計測できるわけではありません．現行の ASE ガイドライン[39] では中等度から逆流症の定量をすることになっていますが，毎回煩雑な PISA 法や volumetric 法を用いるのは現実的ではありません．こういった場合において，**図 68-2** のように半定量法である PISA 半径や vena contracta 幅といった簡便に計測できる指標で経過をみるのも一つの手です．

逆流性疾患の重症度評価をどうするか

MR であれば，逆流量の定量だけでなく，左室および左房サイズ，僧帽弁口血流速波形や肺静脈血流速波形のパターンで間接的に重症度を確認することも重要です．肺静脈血流の収縮期波が逆転していれば，重度と判定できます．また，経験的に，**E 波高が 1.2 m/s を超えない場合に重度であることは稀**です．また，左室が拡大して EF が低下し，肺高血圧を伴っているような例で，ほかにそれらの原因がなければ，重度の MR と判定するのが妥当でしょう．

AR においては，慢性重度 AR では左室が拡大します．また，**腹部大動脈血流速波形の汎拡張期逆流血流が観察されれば重度**と判定できます．それよりなにより，**重度 AR であれば，拡張期血圧が低下**します．血圧が 130/70 mmHg のような場合は，重度 AR はありえません（p124 **70** 参照）．

（林　修司）

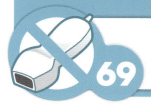

69 重度僧帽弁逆流で EF=55～60% のとき, 「左室収縮能は保たれている」と書いてはいけない

MR では左室は過収縮が普通

MR では，左房の容量負荷により左室前負荷が増大し，低圧系の左房に血液が逆流するため前方駆出が減り，左室後負荷は減少します．前負荷増大および後負荷減少のため，MR 例の EF は，心筋自体の収縮性を過大評価します．**重度 MR であれば過収縮に見えるのが正常**です．

重度 MR では EF は正常に見えれば異常

このような理由で，重度 MR では，実際の心機能（左室収縮性）は EF での判断よりも少し悪いと考えます．たとえば，**EF が 55～60% と計算された場合，MR がない状態では EF は 50% を切っている可能性があります**．すでに左室心筋に障害が生じているということなので，そうでない場合と比べると術後の予後が不良です．このため AHA/ACC ガイドラインでは，無症候性であっても EF が 60% 未満であれば Class 1 の手術適応となります[40]．同様に，MR の治療アルゴリズムで左室拡張末期径でなく，収縮末期径が用いられているのは，収縮末期径の拡大が左室収縮力低下を表しているからです．

術後には本来の見え方に

術後に MR が消失すると，本来の収縮能に見合った見え方になるので，**すべての症例で術後に EF は低下**します（図 69-1）．このため，特に二次性 MR を含め術前にすでに心機能が低下している症例は要注意で，術後に EF がさらに低下することを見込んで，たとえばカテコラミンによるサポートを考慮します．

軽度や中等度は見た目どおり

収縮期に大動脈への前方駆出だけでなく，左房に多量の血流が流れる重症例において，左室が過収縮しているように見えるのであって，逆流の少ない症例まで「MR があるので」と思い込んで評価をしないようにくれぐれも注意してください．

（阿部美保）

図 69-1 | 僧帽弁形成術後の変化
術前（左），EF60% と一見正常に見えている．術後（右）は駆出率は 49% と数値上駆出率が低下した．しかし，術前は僧帽弁閉鎖不全による後負荷の軽減と，前負荷の増大によって左室収縮が見かけ上よくなっており，術後の状態が本来の左室収縮性を反映していると考えられる．

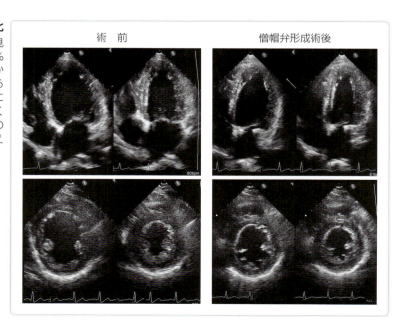

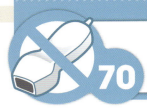

70 中等度以上の大動脈弁逆流で，下行大動脈の血流速波形を確認せずに重症度判定をしてはいけない

カラードプラ法に騙された例

80歳代，男性．大動脈弁位生体弁置換術後，NYHA Ⅲ．聴診で，心尖部にLevine3/6度のto and fro murmurがあったことから重度ARが疑われました．ところが，心エコー図検査では，カラードプラ法による到達度は1/4度であり軽度ARと診断してしまいました．経食道心エコー図検査でもARは重度ではなかったのですが，大動脈造影で重度ARが確認され，人工弁再置換術が施行されました．本症例のようにARの重症度をカラードプラ法だけで判定すると失敗することがあります．

ARの重症度評価は案外難しい

ガイドラインでは定量法による重症度判定が推奨されていますが，忙しい臨床現場では簡便で使いやすいカラードプラ法による到達距離や圧半減時間（pressure half time：PHT）法による評価が広く用いられています．しかし，このような定性（半定量）評価にはピットフォールがあります．図70-1に示す症例は，大動脈弁位生体弁置換術後であり，偏位したARジェットであったため，カラードプラ法では過小評価されてしまいました．

重度ARで逆流によって左室圧が上昇すると，大動脈‐左室間圧較差が減少し，逆流が生じにくくなることがあります．特に心不全で左室拡張末期圧が上昇した症例では，拡張末期に近づくにつれて大動脈‐左室間圧較差が減少し，ARジェットが減弱します．さらに，頻脈となって拡張時間が短縮すると，ARの持続時間も短くなり，ジェットが観察しにくくなります．

ちなみに，同じ理由で，ARのPHTは重度ARで短縮しますが，左心不全があれば軽度ARでもPHTが短縮するため注意が必要です．

下行大動脈血流速波形が役に立つ

パルスドプラ法で腹部大動脈の血流速波形を記録し，**汎拡張期に逆行性波形が記録されれば重度AR**です．軽～中等度のARでも拡張早期のみに逆行性波形が見られることがありますが，拡張期を通じて見られるようなら重度ARの存在を強く疑います．また，重度ARでは，逆行性血流の拡張早期最高速度も15～20 cm/sであることが多いです．ただし，本法においても，年齢や，大動脈のコンプライアンス，大動脈瘤の有無，心拍数の影響を受けるという限界が知られています．また，low cut filterやドプラゲインなどの調整不足

図70-1 ┃ 心エコー図検査の重症度と臨床所見が一致しなかった重度AR

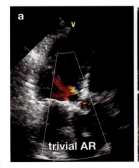
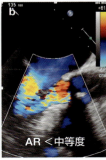
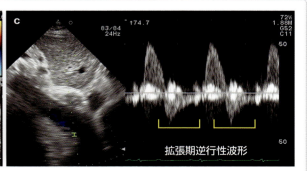

大動脈弁置換術後の症例．ARは，経胸壁心エコー図でtrivial（a），経食道心エコー図では中等度以下（b）と診断された．腹部大動脈に汎拡張期逆行性波形を認め（c），実際には重度ARであった．

も評価を見誤る原因となります．このように，ARの重症度評価にはさまざまなピットフォールが存在し，一つだけの指標に頼った重症度の評価は危険です．

重度ARであれば…

左室の拡大をきたすARは通常重度ARです．中等度のARのみで左室は拡大しません．中等度ARに左室拡大を伴っている場合は，ARの重症度判定が誤っているか，左室が拡大するほかの病因を考える必要があります．また，重度ARでは，特徴的な身体所見がいくつかあります．特に，聴診でLevine 3/6以上の拡張期雑音を聴取し，**拡張期血圧が40～50 mmHgと低ければ，中等度以上のAR**があると思って心エコー図検査に臨みます．逆に，**拡張期血圧が80 mmHg，90 mmHgなどと高い場合は，重度ARは否定的**です．

（平田有紀奈）

Dr.Kの研究日誌 その5 「論文の書き方」へのツッコミ

「論文の書き方」的な本はいくつも出ていますが，結構共通して書かれている項目も多いように思います．よく見るコメントに対しての思いをつらつらと．

① 忙しくて論文が書けないというのは，言いわけにはならず，能力がないと言っているのと同じである．本当に価値あることが得られていれば，論文は一晩で書ける．
→マジかよ…．こりゃまだまだだと思いました．自分．

② 悪い論文は，文章がまわりくどい，説明が細かすぎる，難しい単語を使っている．
→特に難しい単語を使う，というのは思い当る部分があります…．新しいフレーズを知ると，嬉しくなって使っちゃうんですよね…．

③ 論文不採択の理由：レフェリーとの議論が互角にできない場合．
→これはよく聞く話だったりします．知り合いの先生も，「レフェリーを越えたときに論文は通るよね」とよくおっしゃっていました．

④ レフェリーは内容の不十分さを根拠に，論文掲載を拒否すべきと主張してはいけない．
→内容の不十分さは拒否に値するところかと思っていましたが，「"内容の不十分さ"は結論を変えるようなものでなく，追加実験などで修正できるものがほとんどなので，内容の不十分さだけならmajor revisionとするべき」のようです．

⑤ 用語の統一（consistency）が大事．
→まさにMatters of small concern should be treated seriously. 細かいところにこそ注意です．

（楠瀬賢也）

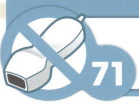

71 中等度以上の三尖弁逆流では，肝静脈血流速波形を見ずに重症度判定をしてはいけない

TRの重症度判定

TRの重症度判定は，一般的には，カラードプラ法におけるジェットの到達距離で評価します．カラードプラ法で中等度以上と判断された場合に，右室と右房の大きさ，下大静脈径，vena contracta 幅，PISA半径といった指標で評価します（表71-1）[39]．これに，肝静脈血流速波形も加えると重症度評価の精度がさらに上がります．

肝静脈血流速波形とTR

ASEガイドライン[39]にも，TRの重症度は肝静脈血流速波形を使って評価することが記されています．肝静脈血流速波形は肺静脈血流速波形と似た波形パターンをとり，収縮期に右房に向かう順行性血流（S波）と，拡張早期に右房に向かう順行性血流（D波）があります．健常者の場合，S波高はD波高より大きく，**右房圧が上昇するとS波高が減高し，次第にD波よりも小さくなります**．

表71-1 | TRの重症度

指標	軽度	中等度	重度
右室と右房の大きさ	通常は正常	正常か，軽度拡大	拡大（急性では拡大しないことあり）
下大静脈径	正常（< 2 cm）	正常か軽度拡大（2.1〜2.5 cm）	拡大（> 2.5 cm）
vena contracta 幅（cm）	< 0.3	0.3〜0.69	≧ 0.7
PISA 半径（cm）	≦ 0.5	0.6〜0.9	> 0.9
肝静脈血流速波形	S波 > D波	S波 < D波	S波が逆行波

（文献39より引用改変）

図71-1 | TRの重症度による肝静脈血流速波形の変化

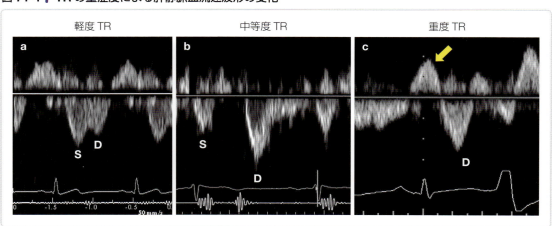

a：軽度TRでは，S > D（systolic dominant）．
b：中等度TRでは，S < D（systolic blunting）．
c：重度TRでは，S波が逆行する（systolic flow reversal）．
　　二拍目の逆行波は期外収縮によるもの．

ところが，これらの波高はTRにも影響され，**図71-1**のように，軽度TRではS波＞D波（systolic dominant），中等度TRではS波＜D波（systolic blunting），重度TRではS波が逆行波（systolic flow reversal）になります．肝静脈血流速波形はこのように右房圧やTRに影響を受ける波形ですが，そのほかにも右室の拡張能，心房細動などにも影響されます．

肝静脈血流速波形でわかること

上記のように，肝静脈血流速波形は，右房圧の上昇，TRの重症度評価に用いますが，これは肺静脈血流速波形で左房圧の上昇やMRの重症度を判定するのとよく似ています．

肝静脈血流速波形はルーチンでは撮らないと思いますが，右房圧をよく反映するので，下大静脈が張っていたり，右心不全が疑われたりしたときに，右心系の血行動態を評価したい場合に見るとよいです．たとえば，==収縮性心膜炎では拡張期波が尖鋭化==し，呼気時に拡張後期（心房収縮期）の逆行性波が増高するという，特徴的な呼吸性変動を示します．一方，==心タンポナーデでは，逆に拡張早期波高が減高，ときに陰性化し，収縮期波優位の波形==になります．

（林　修司）

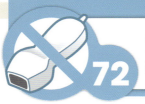

72 僧帽弁狭窄症では，弁下病変を見忘れてはいけない

MSとは

MSの主病態は，僧帽弁口の狭小化に伴う左房から左室への血流障害です．その重症度は僧帽弁口面積によって規定され，1.5〜2.5 cm^{2}を軽度，1.0〜1.5 cm^{2}を中等度，1.0 cm^{2}以下を重度と判定します．成人に見られるMSのほとんどは，リウマチ熱の後遺症であるリウマチ性病変ですが，最近は**加齢や透析による退行性変化が原因のMSが増えています**．その他，稀な病因として，パラシュート僧帽弁，重複僧帽弁口，感染性心内膜炎，三心房心があります．

病変の首座はどこ？

僧帽弁機能は，弁尖および弁下組織（腱索，乳頭筋），弁輪部を併せた僧帽弁複合体によって維持されています．リウマチ性MSでは両交連部の癒着がメインですが，弁下組織を含めた僧帽弁複合体すべてに病変が及ぶ可能性があります（図72-1）．一方，退行性であれば僧帽弁輪が病変の首座で，次第に弁尖まで影響が及びます．

経皮的僧帽弁交連切開術の適応

症候性MSの治療は，経皮的僧帽弁口交連切開術（PTMC）か，開胸による交連切開術あるいは弁置換術が行われます．PTMCの適応を判断する際，Wilkins score（The Abascal echocardiographic score[41, 42]）が用いられます[31, 32]．同scoreが9点以上，中等〜重度のMRの合併，あるいは，左心耳血栓があれば通常PTMCの適応はありません．

僧帽弁下組織の観察を忘れずに！

弁口面積を計測することだけに気を取られて，**弁下組織（腱索・乳頭筋）の観察を忘れないように**しましょう．弁下組織は左室長軸もしくは四腔像で観察し，①腱索：腱索の肥厚や癒着，分離しているのか癒合し一塊となっているのか，②乳頭筋：乳頭筋の付着位置や乳頭筋間距離の狭小化，また乳頭筋の肥厚や輝度上昇，③僧帽弁弁尖部と腱索の癒着の有無を評価します．

（西條良仁）

図72-1 ▎MSの心エコー図

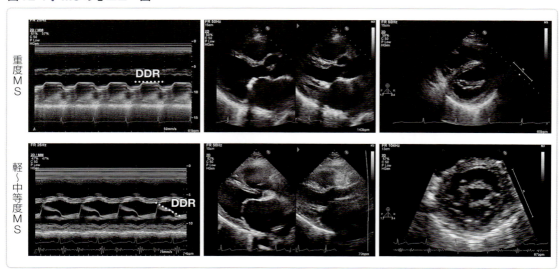

DDR：diastolic descent rate.

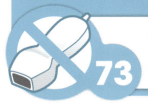

73 左室局所壁運動異常を一断面だけで判定してはいけない

壁運動異常の見かた

局所壁運動異常の判定は，どんなベテランにとっても難しいものです．同じ画像を見て判定しても，見る人によって判定が異なることも珍しくありません．同じ人が同じ画像を見るのでも，日が変わったら判定が異なることだってあります．局所壁運動を判定する3大ポイントは，①心内膜の移動，②壁厚の増加，③心筋性状，です．初心者は，心内膜の動きだけを見て判定しがちですが，**局所壁厚に注目**できるようになれば，ベテランの読影との差が縮まります．そのほかにもいくつかコツがあります．

正確な複数の断面で観察する

正しい断面が描出されていないと壁運動は正しく評価できません．心筋厚の変化を観察するには，壁厚の増加する方向と合った断面で評価します．しかし，肥満による横位心では，正円の短軸断面を描出することは容易ではありません．特に，S字状中隔では短軸断面の左室が楕円となり，下壁の動きが低下しているように見えることがあります．上位肋間から観察するなど，断面の描出にテクニックが必要です．また，短軸断面で下壁に壁運動低下を認めた場合は，心尖部二腔断面でその部位の壁運動が低下しているか確認します．**アプローチが異なる2つの断面で壁運動低下が観察されれば，その壁運動低下はまず間違いない**と考えます．逆に，ある断面のみでしか壁運動異常が観察されず，ほかの断面でその部位が動いていれば，壁運動の低下はない，と考えたほうがよいでしょう．

画像を最適化する

ゲインを少し上げダイナミックレンジを下げると白黒のメリハリがついた画像になり，心内膜境界が明瞭になって，壁運動異常が判定しやすくなります．また，低い周波数を使うと，画像は粗くなりますが，動いているかどうかは見やすくなると思います．最近の装置はBモードでは通常，組織ハーモニック法が使われていると思いますが，ハーモニック法の周波数を変えられる装置であれば，周波数を下げるとよいかもしれません．もし，古い機械であれば，ハーモニックモードを

図 73-1 ┃ 当センターのエコーカンファレンス

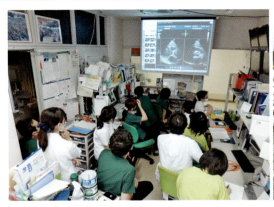
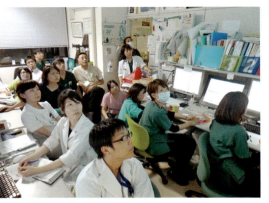

毎週金曜日の検査終了後に開催しています．その週に悩んだ症例，興味深い症例，典型例などを提示します．このときにアシナジーの評価や，visual EF のトレーニングもしています．

ONにするとS/N比（シグナル・ノイズ比）が上がって，壁運動異常が見やすくなります．その他，装置によって，画像を最適化する機能があったり，いろいろと調整できることがあるので，そのような機能についても知っておきましょう．

心尖部の壁運動がわかりにくいとき，カラードプラ法で速度レンジを下げて心内腔が埋まるような設定にすると，シグナルが乗らない部分が心筋なので，その動きがわかりやすいことがあります．

最新技術を利用する

スペックルトラッキング法で得られる左室各分画の収縮期ストレインは，アシナジーを判断する参考になります．断層像がきれいに撮れていないとストレイン値がばらつくこと，特に心室中隔基部や二腔断面の前壁よりは評価が難しい場合があることなど，限界もあります．当センターでも，医学生がストレインを参考にして壁運動評価をすると，熟練者の判断に近づきました．

病態を知ることも大事

冠動脈疾患のある患者，冠動脈疾患を疑う患者では，「壁運動異常があるかもしれない」という目で観察することが大切です．特に心電図を見ておくことは重要で，Ⅱ，Ⅲ，aVf誘導に異常Q波があるなら，下壁梗塞があると思って壁運動を見て，もしかしたら，右室梗塞があるかもしれない，とその目で観察します．右側胸部誘導がpoor R progressionであれば，心尖部アプローチで心尖部をよく観察することが必要です（p34 ㉑参照）．

また，心サルコイドーシスが疑われる患者では，まず心室中隔基部をよく観察します．心サルコイドーシスの局所壁運動異常は，どこにあっても不思議ではないので，いろいろな断面でくまなく評価しないといけません．筋ジストロフィーの患者なら，左室下側壁の基部に壁運動異常が起こりやすい，など，疾患ごとの特徴を知っておくことが必要です．

当センターでの取り組み

左室局所壁運動異常を正しく評価できるようになるには，上記のコツを知って，後は経験値を積み上げていくしかありません．症例カンファレンスで，自分の診断を上級技師や医師に見てもらって，複数の人で目合わせをしておきましょう．また，その症例の左室造影やRI検査などの結果と比較して，読影結果にフィードバックすることが大切です．学会やセミナーで，答えのある症例を見ることも，トレーニングになります．当センターでは，カンファレンスで，アシナジークイズを行い，研修医や研修生の目を養ってもらっています（図73-1）．

（平田有紀奈）

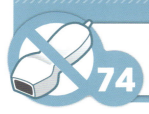

74 急性下壁梗塞では，右室壁運動を観察しないといけない

右室梗塞とは

右室は右冠動脈近位部から分枝する右室枝により灌流されているため，右室枝よりもさらに近位部で右冠動脈が閉塞すると右室梗塞をきたします．右室梗塞は下壁梗塞の約30〜50%に合併し，予後不良因子の一つと言われており，ショックを合併したST上昇型心筋梗塞患者の5〜7%は，右室梗塞が原因と報告されています[43]．また，ショックを合併した右室梗塞の院内死亡率は23〜53%と予後不良です[44]．

右室梗塞の血行動態

右室梗塞→Forrester分類サブセットⅢ→輸液療法と医師国家試験向けの対策本には記載されています．しかし，上記のごとく初期治療はともかく，継続管理としては必ずしも望ましい対処でないことが知られています[45]．右室梗塞では，輸液負荷で左室の前負荷を示唆する肺動脈楔入圧を上昇させても，心拍出量は上昇しません．右室容量の増加は，心膜に覆われた限局的なスペースによる制限（pericardial constraint）と右室から左室の圧迫（ventricular interdependence）を引き起こします．その結果，左室の容量低下と拡張不良をきたし，結果として左室からの駆出量が減少します[46, 47]．

右室梗塞の心エコー図所見

下壁梗塞で右室梗塞の合併の可能性がある患者の診断において，心エコー図検査は，ガイドラインのclass Ⅰに分類されています[48]．右室梗塞は，右室自由壁の壁運動異常（akinesisまたはdyskinesis）を伴う右室拡大によって診断されます．右室自由壁は，比較的プローブに近いため観察しづらい場所です．乳頭筋レベルの短軸断面，四腔断面（右室焦点四腔断面，右室修正四腔断面）などを駆使して観察を行います（図74-1）．心窩部からのアプローチが有用なこともあります．右室梗塞による右室の壁運動異常は，早期再灌流療法によって比較的速やかに回復する場合が多いです．

（鳥居裕太）

図74-1 下壁梗塞に伴う右室梗塞症例
a：乳頭筋レベルの傍胸骨短軸断面（拡張期）．
b：乳頭筋レベルの傍胸骨短軸断面（収縮期）．
c：右室修正心尖部四腔断面（拡張期）．
d：右室修正心尖部四腔断面（収縮期）．

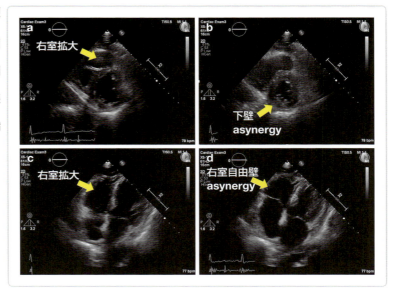

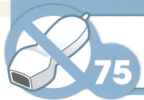

75 たこつぼ型心筋症を疑っても，冠動脈疾患を否定してはいけない

たこつぼ型心筋症とは

　たこつぼ型心筋症は，強い精神的ストレスや肉体的ストレスなどをきっかけに，心臓の動きに障害が起こる疾患です．原因としては，交感神経活性に伴うカテコラミンによる心筋障害，冠動脈微小循環障害，閉経に伴うエストロゲンの低下などが指摘されていますが，いまだに解明されていません．

　突然の胸痛や息切れ，呼吸困難感などの症状から始まり，心電図では急性心筋梗塞と類似したST上昇やT波の陰性化，異常Q波を認めます．**心電図による鑑別法としては，V1でのST上昇の欠如とaVRでのST低下が有名**です．心エコー図検査では，心尖部の収縮障害と瘤状変化（apical ballooning），心基部の過収縮をきたすのが典型的です（図75-1）．壁運動異常の中心が心室中部型（図75-2），心基部型，右室型など非典型的なたこつぼ型心筋症もあります．

冠動脈造影をしなければ，急性冠症候群との鑑別はできない

　注意しなければいけないのが，状況証拠や心エコー図検査では**たこつぼ型心筋症と思われても，前下行枝を責任病変とする急性冠症候群のことがあります**．この2つの病態を鑑別するには，冠動脈造影（あるいは冠動脈CT）が必要です．また，冠攣縮性狭心症ということもあります．当院では，たこつぼ型心筋症の入院例では，退院時にアセチルコリン負荷冠動脈造影を施行するようにし

図75-1 典型的なたこつぼ型心筋症

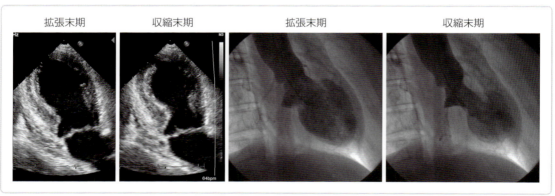

断層心エコー図（左）と左室造影（右）．

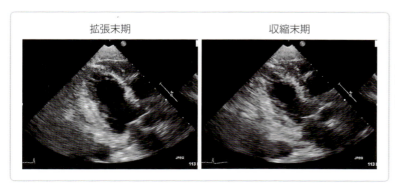

図75-2 mid-ballooning typeのたこつぼ型心筋症

心尖部，心基部が収縮しており，左室の中に硬いテニスボールが入った感じで，中部だけ収縮していない．

ています．

心エコー図検査でたこつぼ型心筋症と診断しましたが，心不全が落ち着いて冠動脈造影を行うと，左前下行枝近位部に高度狭窄があり，実は急性冠症候群だったということを当センターでも何度か経験しました．みなさんもご注意ください．

心エコー図検査で合併症を検索

たこつぼ型心筋症は，血行動態に影響がなければ予後は良好な疾患であり，壁運動異常や心電図異常は数ヵ月以内に正常化するので経過観察のみでよいことがほとんどです（もちろん，悪性腫瘍の治療中や重篤な脳血管疾患に併発したたこつぼ型心筋症では，基礎疾患が予後を決めます）．しかし，発症時にショックや心不全に至ったたこつぼ型心筋症では，治療に難渋する例もあります．

また稀に，心基部の過収縮が原因で，**左室流出路狭窄をきたすことがあります**．血行動態の破綻が，高度な収縮不全によるものか，流出路狭窄によるものかで，治療方針が正反対になります．すなわち，収縮不全が原因であればドブタミンなど心収縮性を増強する治療を行いますが，流出路狭窄でそのような薬剤を用いると逆に悪化させることになります．流出路狭窄の診断には，心エコー図検査が非常に有用です．

さらに心尖部の収縮障害に伴う血流鬱滞によって壁在血栓を合併することがあります（p142 ⑧1 参照）．これは，脳梗塞の原因となり，発症するとQOLが著明に低下します．

（高川由利子）

ソノグラファー談義 4
検査技師が博士号を取る意味

博士号が必要となるときとは，いかなるときか．①大学の教員を目指すとき，②国立大学病院の技師長を目指すとき，③肩書がほしいとき，などさまざまです．私は，これらのどれも当てはまりませんでした．大学院の博士課程に進学した理由は，佐田教授に勧められたからと，英語論文の執筆を指導していただける医師およびその環境に恵まれていたからです．卒業するためには英語論文を筆頭著者で書かないといけないという義務が発生します．そこで悩み，苦しみ，論文を書くことで，研究に対するプロセスや何が必要か，自分に何が不足しているかを認識することができました．自分を成長させるという点では，博士号の取得は意味のあるものです．しかし，国立大学で修士2年，博士4年となると，350万円を超える出費です．

（西尾　進）

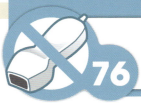

76 経胸壁心エコー図検査で血栓や疣腫の存在を否定してはいけない

経胸壁心エコー図 vs. 経食道心エコー図

　一般に経食道心エコー図のほうが，経胸壁心エコー図より解像度が高く，小さな構造物まで観察できます．これは対象物への距離が近いことと，肺や骨の影響が少ないこと，プローブが高周波数であること，などの理由によります．そのため，経食道心エコー図検査は心房や僧帽弁などの微細な構造物の観察に非常に優れています．一方，経胸壁心エコー図検査は侵襲がないため繰り返し施行でき，胸壁に近い部分，特に心尖部に近い心室の評価は経食道心エコー図検査より優れることがあります．血栓や疣腫を検索する場合，これら両者の特徴を踏まえて使い分けます．

左房内血栓の診断

　左房内血栓のほとんどは，左心耳内に形成されます．経食道心エコー図による左心耳内血栓の診断は，感度90～95％，特異度95～100％と高いですが，経胸壁心エコー図で診断できることは稀です（図76-1）．ですから，**経胸壁心エコー図検査で血栓が見えないからといって，「心原性塞栓は否定的です」と，レポートで断定してはいけません**．散在性の脳梗塞を発症した発作性心房細動例など，リスクが高い例では，経胸壁アプローチで血栓が観察されなくても，必ず経食道心エコー図検査を施行するよう，勧めてください．特に，僧帽弁置換術後は，人工弁に伴うアーチファクトのため経胸壁アプローチによる左房内の観察が難しいので，左房内血栓の検索には経食道心エコー図検査が必須です．

感染性心内膜炎の診断：疣腫の検出

　経胸壁心エコー図による感染性心内膜炎の疣腫の検出率は，おおむね50％前後であり，その大きさに依存しますが，5mm以下なら25％程度の検出率しかありません．特に，人工弁留置後の感染性心内膜炎（prosthetic valve endocarditis：PVE）では，経胸壁アプローチでの観察が困難で，臨床的に疑われた場合には，経食道心エコー図検査が必須です[49]．そのような場合に，経胸壁心エコー図検査だけで，**「疣腫や弁輪部膿瘍は観察されず，感染性心内膜炎は認めません」と書いてはいけません**．所見がないことだけを記載し，「臨床的に感染性心内膜炎が疑われるなら，経食道心エコー図検査をご依頼ください」とコメントします．

　感染性心内膜炎を疑うのに，経胸壁心エコー図検査で所見を認めない場合，執拗に繰り返して検査を行うことが勧められます．臨床的に感染性心内膜炎の疑いがぬぐえない場合には，AHA/ACCガイドライン[50]では3～5日以内，ESCガイド

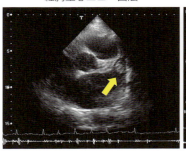
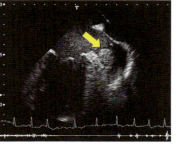

経胸壁心エコー図法　　経食道心エコー図法

図76-1 ｜ 左心耳内の血栓
左心耳血栓が経胸壁アプローチで診断できることは珍しい．通常は，経食道心エコー図検査で診断する．

ライン[51]では5〜7日以内に経胸壁心エコー図検査を施行することが推奨されています.

当センターの経験ですが,某大学病院で感染性心内膜炎が否定され,当院の血液内科に紹介された大動脈二尖弁形成術後の患者で,血液内科の教授が怪しいからもう一度心エコー図をという依頼がありました.経胸壁心エコー図検査ではあまりはっきりとした所見がなかったのですが,経食道心エコー図検査を施行すると疣腫と思われる構造物を認めました.某大学に連絡して,以前の経食道心エコー図を取り寄せて比較すると,やはり前回には認めない構造物だったので,疣腫と診断し,手術が行われました.本症は,脳梗塞を生じたり,進行すると弁破壊や弁輪部膿瘍を来たりして治療が難渋するので,怪しい場合には手間を惜しまずに**繰り返し心エコー図で観察することが大事**です.また,経食道心エコー図検査を躊躇しないことも大切で,日ごろから,技師が医師に経食道心エコー図検査を依頼しやすい雰囲気にしておくのが肝要です.

山田先生,自ら体を張って経食道心エコー図検査の有用性を証明!!

山田先生が心エコー図を始めたのは,ご自分がバーロー病でMRがあったからだそうです.以前にも札幌での学会中に発作性心房細動を起こしたことがありました.それが,まさかの感染性心内膜炎を発症し[52](**図76-2**),緊急で外科的治療(疣腫摘除術,僧帽弁形成術,左房縫縮術,左心耳閉鎖術,メイズ手術)が施行されました.術直後はさすがに仕事も少しセーブしていましたが,だんだん元の仕事量,元の多忙な生活になっていました.そして,術後2年目,突発性難聴を発症しその治療のためにステロイドを使用したことを契機に,なんと,感染性心内膜炎が再発! 山田先生の再発時の疣腫は経胸壁心エコー図ではわからず,経食道心エコー図検査を施行して初めて,最大長11.5 mmの疣腫が,人工弁輪のそばに発見されました(**図76-3**).幸いにも抗生剤で疣腫が縮小したので再手術は免れました.この場合も,僧帽弁形成術後の感染性心内膜炎ということで,やはり経食道心エコー図検査が重要であることが再認識されたのです.

(高川由利子)

図76-2 感染性心内膜炎の疣腫

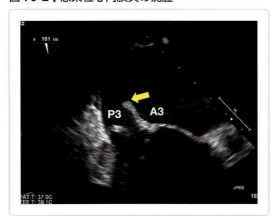

バーロー病,MRを基礎疾患として発症した感染性心内膜炎.僧帽弁に可動性に富む疣腫を認める.

図76-3 再発性感染性心内膜炎の疣腫

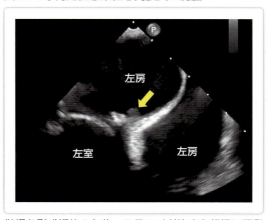

僧帽弁形成術約2年後,ステロイド治療を契機に再発した感染性心内膜炎.エコー輝度の高い部分は人工弁輪でその近辺に疣腫(矢印)を認める.

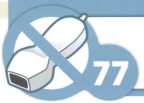

77 心膜液の量がわずかだからと言って，心タンポナーデを否定してはいけない

心タンポナーデとは

　心タンポナーデとは，心膜腔内に液体が貯留することで，心臓が十分に拡張できず，心臓が受け取る血液量が抑制され，その結果心拍出量が低下し，循環障害を生じる病態です．特徴的な身体所見として，Beckの三徴（頸静脈怒張，血圧低下，心音減弱），奇脈，Kussmaul徴候があります．心タンポナーデは，心囊穿刺術あるいは心膜切開術により循環動態を改善させることができますが，放置すると死亡に至ることがあります．

心膜液貯留と心タンポナーデ

　心膜液貯留の確認は，心エコー図検査が最も優れています．心膜腔内には，生理的に50mL程度の心膜液が貯留しています．心膜腔内への出血により急激に血液が貯留した場合，ごく少量の心膜液貯留でも心タンポナーデを発症することがあります．また，長い経過を経て慢性的に貯留した場合には，心膜液の量は多くても症状を有さない場合もあります．つまり，心膜液の量だけで心タンポナーデの有無は判断できません（図77-1）．

心タンポナーデの診断

　心膜腔圧が心腔圧を上回ると，心腔が虚脱します．心膜液貯留に伴う心腔の虚脱は通常，①収縮早期の右房の虚脱→②拡張早期の右室の虚脱→③収縮早期の左房の虚脱の順に出現します．右房の虚脱だけでは心タンポナーデとは言えません．また，心房収縮期の右房の収縮を虚脱と見誤ってはいけません．一方，右室の虚脱があれば，心タンポナーデを強く疑います．頻脈になると虚脱の時相が判定しにくくなりますが，右室流出路のMモード図を用いると拡張期の右室虚脱が確認できます（図36-2）．しかし，このような心エコー図所見だけで心タンポナーデの診断はしないようにしています．上記の臨床所見，特に，血圧の低下，頻脈などがあり，心エコー図で心膜液貯留と右室の虚脱が確認できれば，心タンポナーデと診断します．心膜液貯留があって右室が虚脱していても，無症候性であれば心タンポナーデの前駆状態（precardiac tamponade）と報告しています．

心タンポナーデと診断したら...

　また，心タンポナーデを解除するために行う心囊穿刺は，穿刺針を左第五あるいは第六肋間の胸骨近く，または，心尖部の肋間から刺入し，肺や胸膜，そして内胸動脈を避けて穿刺針を心膜腔に入れます．したがって，心タンポナーデを診断した際には，どのアプローチで安全に穿刺が施行できるかを確認します．このとき，吸気でも肺がかぶってこない場所がよいです．

（天野里江）

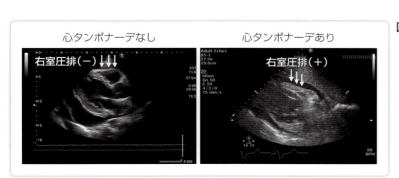

図77-1 心膜液の貯留量と心タンポナーデの有無

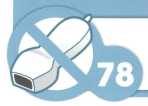

78 心膜液はあるかないかを見るだけではいけない

心膜液の貯留量を評価し，記載する

心膜液貯留では，前項のごとく心タンポナーデの有無をまず判定します．心タンポナーデがない場合には，貯留量の評価が重要です（図78-1）．なぜなら，心膜液貯留が時間経過で増加しているか，減少しているかで，治療方針を決めることがあるためです．心膜液貯留量の経過観察が必要と思われる場合，一般的にレポートには，**傍胸骨左室長軸断面における，拡張期の右室自由壁側と下側壁側の心膜液の貯留量（幅）を記載**します．また，局所的に偏って貯留している場合には，心膜液貯留の最大幅とその部位を記載します．

また，心膜液の重症度評価にはいくつかありますが，ASEのガイドライン[53]では表78-1のように重症度を決めており，当センターでもこれを踏襲しています．

心膜液貯留の原因

心エコー図検査で，心膜液貯留はよく見る所見です．健常者でも少量の心膜液が貯留していることがあります（生理的範囲内）．また，妊婦で認める少量の心膜液貯留も病的意義はないことが多いです（p38 23 参照）．このような場合の診断には，trivial（mild）pericardial effusion（physiological amount）と記載しています．病的な貯留の原因としては，①悪性腫瘍，感染症，膠原病などに起因する心膜炎，心不全，尿毒症のように慢性に貯

図78-1 傍胸骨左室長軸断面における心膜液貯留量の評価

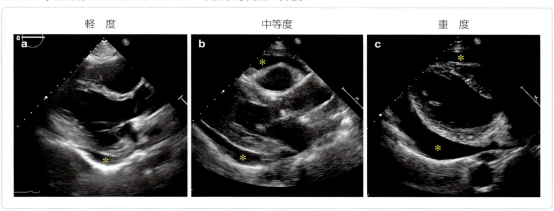

少量（a），中等量（b），多量（c）の心膜液の貯留を認める．

表78-1 心膜液貯留の重症度評価

trivial	収縮期のみ
mild	拡張末期に10 mm未満
mild-moderate	平均的には拡張末期に10 mm未満で，局所的に10 mmを超える
moderate	拡張末期に10〜20 mm
moderate-severe	平均的には拡張末期に20 mm未満で，局所的に20 mmを超える
severe	拡張末期に20 mm以上
massive	拡張末期に25 mm以上

（文献53より作表）

留するものと，②大動脈解離，急性心筋梗塞による心破裂，胸部外傷，医原性（カテーテル治療に伴うものなど）など急性に貯留するものがあります．尿毒症はよく透析直前の患者に見られ，透析が導入されると自然に消えることが多いのが特徴です．

心膜液貯留を契機に診断される疾患がある

全身性エリテマトーデスの診断には，漿膜炎が診断基準の一つに入っています．これは，胸膜炎や心膜炎のことを指し，エコーで心膜液を指摘すると全身性エリトマトーデスの診断に近づくことができます．また，びまん性の左室肥大に少量の心膜液を伴っている場合は，心アミロイドーシスが鑑別に上がります（高血圧性心疾患や肥大型心筋症では，右心不全を合併しないかぎり心膜液貯留は珍しいです）．したがって，このような状況では，**少量の心膜液貯留を積極的にレポートに記載**すべきです．

その他の膠原病や感染性心膜炎の場合でも，診断がまだついていない状況で心膜液を指摘すると確定診断の助けになることがあります．悪性腫瘍に伴う場合は，ゆっくり心膜液が貯まることが多いですが，次第に貯留量が増えていくと心タンポナーデに至る場合があります．また，心膜液貯留自体が悪性腫瘍の遠隔転移を指し示している場合が多く，予後が悪いことが推察されます．肺高血圧症においても，心膜液貯留は予後不良な高リスク群に認められる所見です．

大動脈解離，外傷，医原性の心膜液は，ごく少量でも心タンポナーデに至る場合があります．その場合，心エコー図では心膜液貯留が観察されないことさえあります．

心膜液貯留は原因不明のことが多い

右心不全，大動脈解離，心臓腫瘍などが原因でない限り，**心エコー図検査の所見だけで心膜液貯留の原因がわかることは稀**です．尿毒症，膠原病，悪性腫瘍，医原性，急性心膜炎（心電図変化から）など，心エコー図検査を施行するにあたって収集した情報から推測されることもあります．当センターでは，エコー所見以外に得られた情報も加味して考察し，レポートに記載するようにしています．

（林　修司）

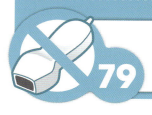

79 肺高血圧例で心房中隔欠損を見逃してはいけない

肺高血圧の原因

　当センターで遭遇する肺高血圧で，最も頻度が高いのは，左心不全です．その次は呼吸器疾患（肺性心）で，肺血栓塞栓症と膠原病関連の肺高血圧が続きます．左心不全はほかの所見で見当がつき，呼吸器疾患は呼吸機能検査や胸部 CT 検査で診断できることが多いです．左心不全も肺疾患もないのに心エコー図では肺高血圧があるとき，静脈血栓症の高リスク症例であれば，まず肺血栓塞栓症を疑って，造影 CT 検査や肺換気血流シンチグラフィーを行うでしょう．静脈血栓症のリスクもない場合，膠原病であれば膠原病性肺動脈性肺高血圧症を疑いますが，膠原病もないとき，==高齢者であっても先天性心疾患を忘れてはいけません==．

見逃された 2 症例

　強皮症と診断されている高齢女性で，TRPG = 50 mmHg の肺高血圧を認め，右心カテーテルでも肺高血圧が確認されたので，肺血管拡張薬が開始されました．その治療効果判定のために行われた心エコー図検査で，なんと，心房中隔欠損症（ASD）が見つかりました．肺高血圧のときは右房圧が上昇していて，左房から右房へのシャントが少なくて観察されなかったのが，治療によって右房圧が低下すると，シャントが増えて見やすくなったと考察しました．しかし，少し肥満の方で見にくかったので，もしかしたら治療前から見えていたのかもしれません．それ以降，肺動脈性肺高血圧と診断する前には，必ず経食道心エコー図検査でシャントがないことを確認するようにしています．

　また，他院から原因不明の右心不全，肺高血圧症ということで搬送されてきた高齢男性ですが，当センターの心エコー図検査で冠静脈洞型心房中隔欠損症であることがわかり，心臓血管外科に紹介することとなりました．

心房中隔欠損症の肺高血圧

　心房中隔欠損では，左右短絡血流のために肺血流量が増加します．次第に肺の微小血管に器質的閉塞性病変（リモデリング）が生じることで，肺血流量の増加と相まって肺動脈圧が上昇し，肺高血圧をきたします．肺高血圧の原因が，肺血流量の増加を主体とする場合は肺高血圧の程度は軽～中等度であり，アイゼンメンジャー（Eisenmenger）化することは稀で，欠損孔閉鎖後には肺動脈圧が低下します[54]．しかし，肺動脈のリモデリングによって肺高血圧が増悪し==アイゼンメンジャー化してしまうと，原則的には手術の適応がなくなります==（最近は，肺血管拡張薬で圧を下げて手術をする施設もあります）．

ASD 診断のポイント

　ASD は二次孔欠損のほかに，房室中隔欠損に伴う一次孔型，静脈洞型，冠静脈洞型があります．二次孔欠損は，通常の描出断面で発見できますが，その他の欠損孔は，==探しにいかないと見つけることはできません==．静脈洞型 ASD は心窩部アプローチで観察できることもありますが，右胸壁アプローチ（図 79-1），上位肋間アプローチ（図 79-2）など，特殊な断面でないと描出できないことがあります．また，冠静脈洞型は経胸壁アプローチでは描出困難なことがあります．必要に応じて経食道心エコー図検査や，コントラストエコーを用いて評価をします．

シャント疾患を見逃さないために

　一回拍出量は，左室も右室も同じです．通常，流出路断面積は右室のほうが左室よりも少し大きいので，流出路血流速度は左室のほうが右室よりも速いです（図 79-3 左）．有意な左右シャントが

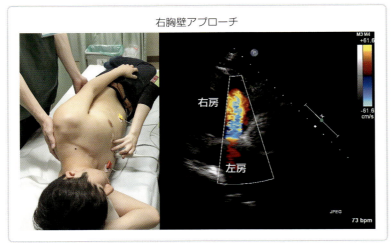

図 79-1 | 上大静脈洞型 ASD の検出法 その1

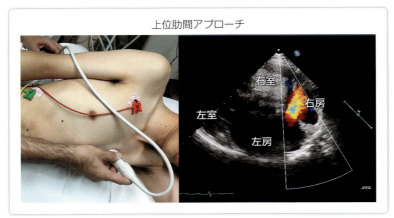

図 79-2 | 上大静脈洞型 ASD の検出法 その2

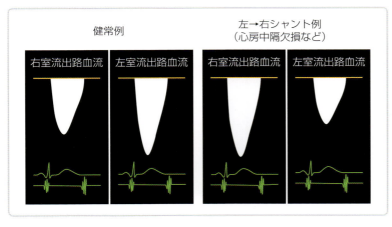

図 79-3 | ルーチン検査でシャント疾患を見つける方法

右室流出路血流速波形を記録したら、そのままの設定で、右室流出路血流速波形を記録します。右室流出路血流速波形と比べると左室流出路血流速波形の最高速度のほうが大きいのが普通ですが、シャントがあると小さくなります。

あると、右室流出路の血流速度のほうが速くなります（**図 79-3 右**）。したがって、普段検査のときから、パルスドプラ法で右室流出路血流速波形を記録したら、その直後に、そのままの速度レンジ、ベースラインの位置で左室流出路血流速波形を記録すると、<u>見た目でシャントがあることに気づく</u>ことができるのです。

（平田有紀奈）

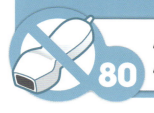

80 心尖部の壁運動低下例で，心尖部血栓を見逃してはいけない

心尖部は見にくい

　胸壁に最も近い心尖部は，胸壁や心膜の多重反射によってマスクされやすく，注意を払わずに検査をしていると，心尖部の左室肥大や心尖部の瘤，そして，心尖部の壁在血栓をしばしば見落とすことがあります．これらの所見を見落とさないようにするには，あるんじゃないかという心づもりで探しにいく必要があります．たとえば，心電図の左側胸部誘導に巨大陰性T波があれば心尖部肥大を疑うべきですし，右側胸部誘導の異常Q波とST上昇があれば心尖部瘤を疑って，その目で心エコー図検査に臨むことが大切です．

見落とすと痛い左室内血栓

　左室内血栓は，遊離して全身性塞栓症の原因となります（図80-1）．脳梗塞を生じると生命予後やQOLに大きく影響します．そして，血栓があれば，抗凝固療法や，場合によっては，開胸手術の適応となります．私たちの経験では，3 cm大の大きな左室内血栓が，抗凝固療法により塞栓症状をきたすことなく消失したことがあります．左室内血栓は，内腔から突出したように観察される隆起状血栓と，左室壁が肥厚して観察される層状血栓に分類されます．左室内血栓は，通常壁運動が低下した部位に形成されますが，レフレル（Loeffler）心内膜炎は特殊な状況で，壁運動が保たれているのにかかわらず巨大な血栓が生じます．

壁在血栓を見つける技とコツ

　画像を拡大して，心内膜面との連続性を観察します．隆起するような血栓であれば検出は比較的容易ですが，肉柱や仮性腱索との鑑別が難しいことがあります．その場合，ゆっくりとプローブを動かして，つながりを確認することで判断します．層状血栓の場合は，壁の肥厚が目立つだけということもあります．陳旧性心筋梗塞の場合，瘤を形成している心筋は通常，菲薄化してエコー輝度が上昇しています．壁運動が低下した部分に壁肥厚を認めた場合は，壁在血栓を疑って詳細に観察します．

　テクニックとしては，まずはフォーカスを心尖部に設定して観察します．見えづらいときはプローブの周波数を高く設定するか，小児用の高周波数のプローブを用います．また，カラードプラ法の速度レンジを低くして，左室がドプラ信号で埋まるように設定すると，壁在血栓はドプラシグナルをはじきます．また，心尖部レベルの短軸断面での観察が役立つこともあります．

（西條良仁）

図80-1 心尖部血栓？

a：多重反射で心尖部に血栓があるように見える．このエコー像は短軸断面では観察されず，アーチファクトであることが確認された．
b：広範囲前壁梗塞例に認めた心尖部血栓．

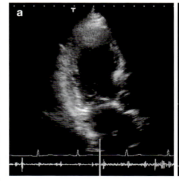
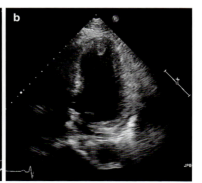

81 シャントが否定できなければ，マイクロバブルテストの手間を惜しんではいけない

卵円孔開存とは

胎児期には開いている卵円孔は，生後間もなく閉鎖しますが，閉じないままの状態を卵円孔開存(patent foramen ovale：PFO)と言います．全人口の20～25％に認められると言われており，通常は何の影響もありませんが，ときに，奇異性脳梗塞，偏頭痛，低酸素血症(platypnea orthodeoxia)の原因となることがあります．また，卵円孔開存がある場合，潜水の減圧時に生じた気泡が原因で減圧症を引き起こす恐れがあるので，もし見つかった場合には，スキューバダイビングや潜水はしないように注意しています．

卵円孔開存の診断

経胸壁心エコー図検査でカラードプラ法を用いると，PFOが見つかることがありますが，PFOがあっても見つからないことが多いです．一方で，経食道心エコー図検査でマイクロバブルテストを行うと感度89％，特異度91％でPFOが検出され，PFOの診断ではゴールドスタンダードとされています．右→左シャントの有無を確認するには，経食道心エコー図法でなくても経胸壁心エコー図検査でマイクロバブルテストが施行できます．若年性の脳梗塞の原因検索，片頭痛を有する患者など，PFOを疑う場合，また，原因不明の低酸素血症，肝硬変があり肝肺症候群(肺内シャント)が疑われる場合に，マイクロバブルテストを考慮します．

マイクロバブルテストのしかた

攪拌した生理食塩水を経静脈的に投与するコントラスト心エコー図検査の一種です．三方活栓と2本のシリンジを用いて，生理食塩水，少量の空気を含ませ，十分に攪拌し経静脈的に投与します(図81-1)．観察は心房中隔が明確に描出できる断面を選択し，できるだけフレームレートが高くなるよう設定します．鎮静をしていない場合はValsalva負荷(息こらえ)を併用します．息こらえをすることで胸腔内圧が上昇するため右房への還流量が減少し，息こらえを解除すると血液が一気に右房に流入することで右房圧が上昇し，右→左シャントが生じます(図81-2)．鎮静している場合は，心窩部を数十秒圧迫してリリースすること

図 81-1 ｜ マイクロバブルの作成方法

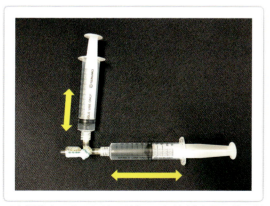

三方活栓と2本のシリンジ(ロック付き)を用いる．当センターでは，生理食塩水7 mLに空気を約1 mL引いて攪拌している．このとき，血液を逆行させてわずかな血液を含ませるとよく泡立つ．

図 81-2 ｜ 卵円孔開存の診断

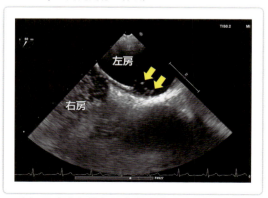

マイクロバブルが右房内を充満したタイミングでValsalva負荷を行うと，卵円孔があればマイクロバブルが左房内に移動する(矢印)．

で Valsalva 負荷と同様の効果が得られます．

卵円孔開存や心房中隔欠損では，右房内に気泡が到達後 3 心拍以内に左心系に気泡が出現します．右房内に気泡が観察された後，5 心拍以上たってから左心系に気泡が観察される場合は，肺内シャントなど心臓外のシャントが疑われます．

マイクロバブルテストの注意点

通常，用手的撹拌によってできる気泡は 9 μm を超え，肺で捕捉され短時間で拡散するため安全に施行できます．しかし，大きな右→左シャントがある場合，動脈系に多量のバブルが流入してしまうと，空気塞栓を起こすリスクがあります．そのため，カラードプラ法で明らかに心房中隔欠損症や卵円孔開存が確認できる場合には，その診断を目的としたマイクロバブルテストを施行してはいけません．

右室内の気泡が音響陰影をつくってしまうことがあるので，観察する断面は，できるだけ**左心系が画面の近位に描出されるようにしておいたほうがよい**です．カラードプラ法で PFO を観察するには心窩部四腔断面が適していますが，マイクロバブルテストを行うには，右房に気泡が入ったことが確認でき，かつ，左心系の気泡が確認できる心尖部（または傍胸骨左縁）四腔断面がよいです．また，通常の動画記録は 2，3 心拍ですが，マイクロバブルテストを行うときは，5～10 心拍分の動画が記録できるよう設定します．記録ボタンを押した時点から画像保存が始まるのか，押す時点までが記録されるのか，装置の設定を確認しておきましょう．

（西條良仁）

ソノグラファー談義 5
センター運営？ 仕事の分担

当センターは，医師，技師，看護師，研修医，保健学科を卒業した大学院生，研修生，学生と多職種に加え学生まで入り乱れたバーチャル組織です．ちなみに私は検査部の主任という肩書はありますが，超音波センターではセンター長でも副センター長でもありません．役職のない私が運営などしているはずもないのですが，大体いつもいるので，なんとなくルーチン検査は仕切っている感じですかねぇ．当センターの特色として，看護師が 1 名常駐してくれていることは，かなり大きなインパクトです．経食道心エコー図検査の介助や，ADL が低下した患者の介助など，たいへん助かっています．大学院生や研修医もおしぼりづくりや翌日の準備なども分担してくれています．最近，週 2 日だけですが，クラークも来てくれるようになり，受付業務もスムーズです．スタッフの技師は 7 名であり，準備からルーチン業務，片づけまで全部できないので，みなさんの協力がありがたい限りです．

（西尾　進）

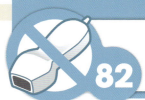

82 右房内のひも状構造を腫瘍や血栓と間違えてはいけない

静脈洞弁とは

静脈洞弁は，健常者の右房内に見ることができる胎生期の遺残構造物です（図82-1）．初心者はあまり右房まで観察しないので，チェックのときに「これ何？」と聞くと，異常を見落としていたのかもという顔をします．その部位や形態によって，3つに分類されます．

① ユースタキアン弁 (Eustachian valve)（図82-2）
下大静脈弁とも言い，下大静脈開口部付近に付着し，先端はどこにも付着しません．

② テベシウス弁 (Thebesian valve)
冠状静脈洞弁とも言い，冠静脈洞開口部と右房の境界部に付着するものを指します．

③ キアリ網 (Chiari's network)（図82-3）
下大静脈弁組織が多孔性となって網目状になり右房内に広がったもので，下大静脈付近に付着し，先端は右心房や心房中隔に付着しています．断層図では，右房内に可動性に富んだ線状あるいは点状のエコーがちらちらと揺れているように見えることが多く，断面を調節するとユースタキアン弁とテベシウス弁が繋がった線状構造物として描出されます．心エコー図検査施行例の約2％の頻度で，キアリ網を認めたという報告があります[55]．

静脈洞弁の臨床的意義

キアリ網が，臨床的に問題となるのは，右房内でカテーテルの操作をする右心カテーテル検査，

図82-1 ┃ 静脈洞弁の解剖

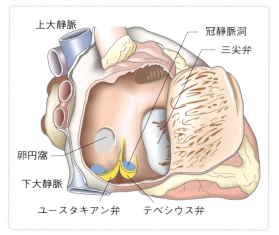

図82-3 ┃ キアリ網

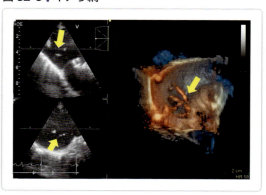

断層図(左)では点状に見えるが，3次元エコー図(右)では網状に観察される．

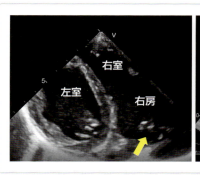
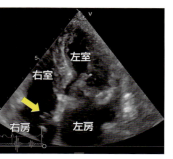

図82-2 ┃ ユースタキアン弁
下大静脈の入り口付近から可動性に富むひも状エコーとして観察される．

ペースメーカ植え込み術，心房細動や発作性上室性頻脈などのアブレーション手術などの場合です．キアリ網に引っかかって，思うようなカテーテル操作ができない場合があります．そのような検査や手術前の検査であれば，正常構造物だから問題ないとしないで，それらの存在をレポートに記載しておきましょう．

非常に稀ですが，キアリ網に静脈血栓がトラップされることがあります．そのときばかりは，キアリ網が肺血栓塞栓症を予防するフィルターの役をしていることになります．

また，キアリネットワークがある例には，卵円孔開存が多いという報告があります[55]．卵円孔開存は普通の人では問題にならないですが，**脳梗塞発症例や潜水する人，偏頭痛を持つ人ではその存在が問題**となります．経胸壁心エコー図検査で卵円孔開存を診断するのは難しく，キアリ網があれば，卵円孔開存を疑って攪拌生理食塩水によるコントラスト心エコー図検査か，場合によっては経食道心エコー図検査を施行する契機となるかもしれません．

ユースタキアン弁が臨床的な問題となることも通常はありませんが，**platypnea-orthodeoxia という病態では，下大静脈から右房に入った血流をユースタキアン弁が卵円孔，あるいは心房中隔欠損孔に誘導して，右→左シャントが生じる**ことがあります．

右房内血栓

右房内血栓には，①慢性心房細動あるいは重度の右心不全で拡大した右房にできる壁在血栓，②下大静脈から進展した腫瘍血栓（図82-4a），③ペースメーカリードなど異物の表面に形成される血栓（図82-4b），④遊離した深部静脈血栓，があります．これらはいつ致死的な肺血栓塞栓症をきたすかもしれない"パニック所見"ですから，技師が検査をしている場合には直ちに依頼医に連絡しないといけません．新鮮な血栓は非常に低輝度な場合があり，見逃すことのないよう，**ゲイン調整やフォーカスを適正に調整する**ことが重要です．また，いずれの場合も，形態やサイズ，付着部位などの詳細な観察には，経食道心エコー図検査が有用です．

腫瘍性病変

頻度としては稀ですが，心臓原発の悪性腫瘍は右房が好発部位です（図82-4c）．また，当センターのような大学病院では進行がんの化学療法前の心機能精査が依頼されることが多く，がんの右房内進展を経験することもあります．また，左房にできることの多い粘液腫が，右房や左室に生じることもあります[56]．心エコー図検査で初めて腫瘍が指摘された場合，病変の部位，サイズ，性状，可動性の有無など塞栓症のリスクや心機能への影響などを評価し，早急に依頼医に伝えましょう．

（山尾雅美）

図82-4｜右房内腫瘤
a．右房内血栓，b．ペースメーカリードに付着した血栓，c．右房内腫瘍．

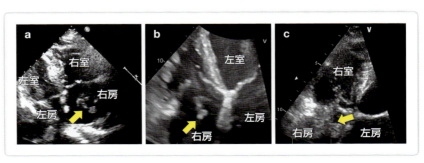

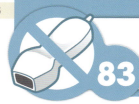

83 房室間溝の脂肪を腫瘍と間違えてはいけない

房室間溝に付着する腫瘤像

　心膜液が中等度以上貯留すると，左室と左房の間にある房室間溝付近に心膜液内でぶよぶよした柔らかい腫瘍を思わせるエコー像を認めることがあります．これは心外膜下脂肪（EAT）です．**EATは，房室間溝や前室間溝に多く，不均一に蓄積**しています．多くの場合は，内部に点状エコーを有し，壁運動に伴って動くので脂肪と同定できますが，この存在を知らなければ心臓腫瘍と疑われることがあります（**図83-1a**）．心膜液貯留が軽減すれば，EATは心膜に圧迫され見えなくなります（**図83-1b**）．

心外膜下脂肪とは

　EATは，心筋の外側に付着し，心筋と漿膜性心膜臓側板の間に位置する異所性内臓脂肪です．EAT内を冠動脈が走行しています．EATは健常者にも存在していますが，さまざまな原因で異常蓄積します．EATの生理的な役割は心筋や冠動脈の保温，外的衝撃からの保護，収縮・拡張の潤滑剤的作用などといった働きがありますが，過度に蓄積したEATは炎症性サイトカインを多く放出して，冠動脈や心筋に影響を及ぼし，虚血性心疾患や不整脈に関与していると言われています[57-59]．EATは，セクタプローブあるいはリニアプローブでその厚さを評価することができます（**図83-2**）．

（平田有紀奈）

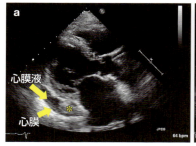
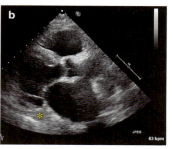

図83-1 腫瘤様に観察される心外膜下脂肪

心膜液が貯留しなければほかのエコーに埋もれてわからなくなるが(b)，心膜液が中等度以上貯留すると，心嚢内の腫瘤様構造物（＊）として認識できるようになる(a)．

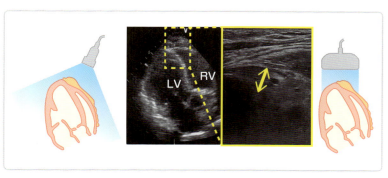

図83-2 セクタプローブとリニアプローブによる心外膜下脂肪の描出

左：2.5 MHzのセクタプローブ．
右：10 MHzのリニアプローブ．

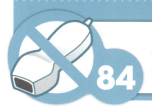

84 見た目と合わない Qp/Qs の値をそのまま記載してはいけない

"見た目と合わない"とは

　Qp/Qs と聞くと難しい指標と思うかもしれませんが，要は，大動脈弁から駆出される心拍出量と，肺動脈弁から駆出される心拍出量の比です．フランクスターリング（Frank-Starling）機序が働くので，普通は Qp/Qs＝1.0 です．つまり，左室の心拍出量と，右室の心拍出量は同じはずです．これが，Qp/Qs＝2.0 というとき，右室からは左室の心拍出量の2倍の血液が肺に送られているということになります．右室の駆出率がそんなによくなることは考えにくいので，そのような場合の右室は必ず拡大しています．両心室の駆出率が同じであれば，Qp/Qs＝2.0 では右室容積が左室容積の2倍になるので，四腔断面では右室が左室よりも大きく見えるはずです．逆に，右室が左室よりも大きくなければ Qp/Qs＝2.0 という状態は考えにくく，計測が間違っている可能性があります（**表84-1**）．

心拍出量の算出

　左心系の心拍出量（Qs）は，ルーチン検査で計測しているかもしれません．しかし，右心系の心拍出量（Qp）は，シャント疾患でもなければ計測する機会は少ないでしょう．小児の心エコー図検査を多くしている施設ならともかく，多くの病院では Qp/Qs を計測しなければいけないシャント疾患に遭遇することは少ないと思います．まずは右心系の心拍出量（Qp）が正確に測れるよう，トレーニングするのがよいでしょう．うまく計測できれば，Qp/Qs＝1.0 になるはずです．

半径は二乗され，誤差も二乗される

　Qp/Qs の算出で最も誤差が生じやすいのは，流出路径です．流出路を円形と仮定して計算するため，流出路径から求めた半径を二乗して流出路断面積を計算します．したがって，二乗される分，**径が1mm 違っても求められる心拍出量には大きな差が生じます**．Qp/Qs の計測を必要とするシャント疾患では，肺動脈血流の増大により右室流出路が拡大して測りにくくなり，時相により形状も変化しやすいためさらに注意が必要です．

右室流出路は楕円

　TAVI が行われるようになって，左室流出路‐大動脈弁輪が正円でなく楕円であることが認識されるようになりました．**右室流出路はと言うと，実は，左室流出路以上に扁平**であることが多いです．右室流出路は，大動脈弁レベルの短軸断面で計測する方法と，その断面に直行するような右室流出路断面で計測する方法があります．これら両断面から長軸径，短軸径を計測し楕円として右室流出路面積を算出すれば誤差が減ります．3次元法で流出路面積を計測するのが最も正確です[60]．

　ガイドラインでは勧められていませんが，肺動脈主幹部はほぼ正円なので，肺動脈主幹部の径と，同部位の血流速波形の速度時間積分値（VTI）で右室の心拍出量を計測する方法もあります．

（阿部美保）

表84-1 シャントがないのに Qp/Qs ＝ 1 とならない場合

Qp/Qs	左室流出路径	左室流出路血流速波形の VTI	右室流出路径	右室流出路血流速波形の VTI
1.0 未満	過大評価？	過大評価？	過小評価？	過小評価？
1.0 より大	過小評価？	過小評価？	過大評価？	過大評価？

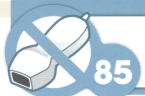

85 三尖弁が離開している場合はTRPGを鵜呑みにしてはいけない

収縮期肺動脈圧の推定

　カラードプラ法でTRが観察される場合，たとえそれがわずかであっても，連続波ドプラ法で血流速波形を記録し最高速度を計測します．このとき，**血流ジェットの方向と連続波ビームの方向が最も一致するアプローチを探して記録する**ことが大事です．

　肺高血圧は正確には，平均肺動脈圧≧25 mmHgで定義されます．ドプラ法による平均肺動脈圧の推定は確立された方法がないので，現状では，心エコー図法による肺高血圧の診断は，TR波形の最高速度，あるいは，それから計算される肺動脈収縮期圧が用いられています（p94 54参照）．推定肺動脈収縮期圧が40 mmHg未満では肺高血圧を認めず，41～50 mmHgで軽度，51～70 mmHgを中等度，71 mmHg以上を重度の肺高血圧としています．TR波形の最高速度が2.0 m/s未満であった場合は，波形が撮り切れていない可能性が高いので，断面を変えて撮り直します．それでも **2.0 m/sを超えない場合，当センターではレポートにTRPGは記載しません．**

重度TRの場合

　重度あるいは急性のTRでは，右房へ大量の血液が逆流するため，収縮中期から後期にかけてのTRPGが急激に減少し，右房圧曲線に巨大v波が見られます．そして，TR波形が急激に減速します（cut-off sign）．重症例では，TR波形が層流を呈します（中が抜ける）．こうなるともはや簡易ベルヌーイ式が成り立つ条件からは程遠く，**TR波形の最高速度からTRPGは推定できません．**

肺高血圧とTRの重症度

　TRの重症度は，肺高血圧の程度と関係ありません[61]．すなわち，重度肺高血圧であってもTRはtrivialであることや，ときにはTRがないこともあり，重度TRでも肺高血圧を示さないことがあります．右房面積に対するカラードプラ法での逆流ジェット面積（TR/RA area）≧0.34を重度TRと定義した臨床研究において，TRの重症度は三尖弁のテザリングと相関し，TRPGとは相関が見られませんでした[62]．また，慢性的な肺高血圧は右室収縮能の低下を招き，右室収縮能が低下すると，前方駆出が減少して収縮期肺動脈圧が低下し，TRも減少することがあります．このような状態では，**重度肺高血圧（肺血管抵抗は上昇している）であっても，肺動脈収縮期圧は高くありません．**右室収縮能が低下している場合，推定肺動脈収縮期圧が中等度しか上昇していなくても，レポートには重度肺高血圧と記載しなければなりません．

三尖弁が離開している場合の肺高血圧の評価は？

　短軸断面で右室が拡大し，心室中隔が圧排されて左室がD-shapeになっていれば，左室圧（収縮期血圧）よりも右室圧が高いと言えます．また，右室駆出血流速波形が2相性，あるいはW字型であることは肺血管抵抗が上昇しているサインです．また，同波形の加速時間（acceleration time：AcT）と駆出時間（ejection time：ET）から，AcT/ET＜0.5の場合に肺高血圧が疑われます．ただし，AcT/ET＜0.5だからといって必ず肺高血圧があるとは言えません．逆に，**AcT/ET＞0.5であれば肺高血圧はなさそう**，ということは言えます．

（藤原美佳）

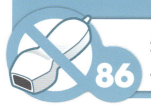

86 壁運動異常がないからと言って，虚血を否定してはいけない

急性冠症候群の診断における心エコー図検査の有用性

　急性冠症候群，急性肺血栓塞栓症，大動脈解離は killer chest pain と言われ，胸痛を主訴とする緊急対応が必要な疾患です．急性冠症候群においては，冠動脈が急性に閉塞すると，心電図変化に先立って，梗塞部の局所壁運動異常が出現します．超急性期では，心電図変化による急性冠症候群の診断は不確実なことも多いため，心エコー図検査による診断が有用です．また，胸痛を主訴として救急外来を受診した患者で，心エコー図検査による急性心筋梗塞の診断感度は 90％ 以上と良好ですが，特異度は 60％ と低いことも知られています．つまり，**壁運動異常が見られても心筋炎，心膜炎，心筋症といった急性心筋梗塞以外の疾患の可能性がある**ためです[63]．

急性心筋梗塞後の心筋障害

　急性心筋梗塞により心機能障害が生じますが，再灌流後数時間持続した後に完全に回復することがあり，stunning（気絶心筋）と呼ばれます．臨床的には急性心筋梗塞に対して再灌流治療後，数時間から数日経過した後に心機能が回復する症例などが代表例になります．一方で，さらに時間が経過した後に，心筋血流および心機能がともに低下し適合した状態として，hibernation（冬眠心筋）という概念があります．**stunning では冠動脈の有意狭窄がない**ことが多いのに対して，**hibernation では冠動脈の有意狭窄が存在**している点が大きく異なります．

冠動脈狭窄 ≠ 局所壁運動異常

　胸痛の訴えがある患者で，労作時のみの胸痛を呈するような労作性狭心症では壁運動異常は見られないことがほとんどです．つまり，有意な冠動脈狭窄があっても，検査時に虚血がなければ壁運動異常は出現しません．そのような患者で有意な冠動脈狭窄を証明するには，運動負荷心電図，心筋シンチグラフィーなどのモダリティーで虚血が誘発されるかどうかを確認し，冠動脈造影 CT 検査か冠動脈造影カテーテル検査で冠動脈狭窄の診断を行います．

　労作性狭心症の診断には，負荷心エコー図検査も有用です．運動負荷にはトレッドミル，エルゴメータ，ハンドグリップなどがあり，生理的に心拍数や血圧を上昇させ，心筋酸素消費量を増加させ虚血を誘発します．一方，下肢の筋力低下などで運動ができない患者では，ドブタミンやジピリダモールといった薬剤負荷を用いて，心筋虚血や viability を評価します．

　安静時に局所壁運動異常がない場合，**負荷により壁運動が悪化した分画が 2 つ以上あれば虚血と診断**します．安静時に壁運動異常がある場合，低容量ドブタミン負荷で壁運動に改善が見られれば心筋 viability があり，高容量でも持続する場合は気絶心筋であり，いったん改善した壁運動が高容量で再度悪化する二相性変化を示す場合には冬眠心筋と診断されます．また，虚血に対する負荷心エコー図検査は，虚血の部位診断だけでなく，予後とリスク評価や冠動脈血行再建術後の評価にも有用です．

（藤原美佳）

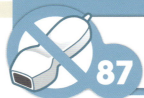

87 診断に迷った場合，負荷心エコー図検査をためらってはいけない

負荷心エコー図の種類と適応

2012年4月から負荷心エコー図法が保険診療で認められ，その重要性が認知されてきています．負荷心エコー図法にはさまざまな種類がありますが，大きく分けて運動負荷（トレッドミル，エルゴメータ），薬物負荷（ドブタミン負荷など），ほかの負荷（下肢陽圧負荷，下肢挙上負荷，ハンドグリップ，足関節進展運動など）が挙げられます[64]．

患者の症状は労作時や運動時に出現することが多く，労作性症状の原因精査依頼の場合には運動負荷が勧められます．また，弁膜症患者においても，運動に対する血行動態変化を評価し，手術適応を決めたり，予後を推定するために運動負荷が施行されます．ドブタミン負荷は虚血心筋viabilityを評価したり，low-flow low-gradient ASなど一部の弁膜症の重症度を評価する際に用いられます．下肢陽圧負荷やハンドグリップ負荷は心不全症例に用いることが多く，エビデンスは少ないものの日常診療において簡易に施行でき，得られる情報も多いことから躊躇なく施行することが望まれます．

運動負荷心エコー図の活用法：弁膜症

弁膜症のガイドラインにおいて，手術適応を判定するチャート上流の基準に「症状の有無」がありますが，診察ではわからない自覚症状の判断は難しいことが多いです．そういうとき，**運動負荷心エコー図検査は自覚症状の有無を判定する一助**となります．症候性患者では症状が再現性をもって出現するかを確認でき，無症候性患者では本当に無症状かどうかの判断ができます．運動負荷心エコー図検査時に有用な計測指標はいくつかありますが，運動時の弁膜症の重症度，左室機能（収縮能，拡張能），肺高血圧などが挙げられます．それぞれの指標について運動時に安定して計測できるようトレーニングしておきましょう．

運動負荷心エコー図の活用法：肺高血圧

肺循環系は豊富な予備血管床を持ち，安静時にはすべての肺動脈に血液が流れていませんが，運動時や負荷時にはこれら予備血管床の働きや肺動脈の拡張により，肺血管抵抗は減少し，肺動脈圧が容易に上昇しない機構が働いています．有効肺血管床の2/3が障害されて初めて肺動脈圧が上昇することから，肺高血圧症の臨床経過において，安静時に先立って運動時の肺動脈圧の上昇が起こります．すなわち，肺高血圧症の患者において，安静時の肺動脈圧が正常に観察されても，肺血管床の予備能が低下している場合は運動負荷時の肺動脈圧が容易に上昇するため，運動負荷心エコー図法は肺高血圧症の早期検出に有用です．当センターでも，膠原病患者に対して6分間歩行負荷心エコー図検査を用いることにより，将来の肺高血圧症の発症を予測できないかを検討した研究を過去に報告しています[65]．この研究では，**6分間歩行前後の肺動脈圧および心拍出量の変化の比（ΔmPAP/ΔCO）が大きければ，肺血管床が障害**されており，将来の肺高血圧症発症とも関連があることを示しており，臨床での幅広い活用が期待されます[65, 66]．

簡易エルゴメータと臥位エルゴメータの差

運動負荷で用いる機器として，臥位エルゴメータと簡易エルゴメータがあります（**図87-1**）[65]．臥位エルゴメータは椅子に座り，足はペダルに固定するようになっており，半臥位-左側臥位にベッドを傾けることができるため，運動時に特に問題となる画像描出不良の症例を減らすことが可能

で，広く用いられています．ただし，ベッドから
エルゴメータを取り外したりできないため，ほか
の心エコー図検査を行うには少し不便です．簡易
エルゴメータは，ベッドの上からの取り外しが容
易であり，カテーテル検査室などほかの場所でも
行うことができ，価格も安く，メリットが多いで
すが，固定が不安定であったり，左側臥位でエ
コー描出ができないなど，検査の質が臥位エルゴ
メータと比較しやや劣ります．

(楠瀬賢也)

図87-1 運動負荷心エコー図検査に用いられるエルゴメータ

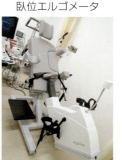

簡易エルゴメータ　　臥位エルゴメータ

(文献65より引用)

Dr.Kの研究日誌 その6　AI（人工知能）が描くエコーの未来

　2018年に入って，特に急速にAI（人工知能）という言葉が世間をにぎわせています．猫も杓子もAIの様相を呈しており，何でもAIが解決してくれる，我々ヒトの仕事はAIにより多くがなくなる，という話も聞こえてきます．

　まず誤解をしてはいけないのは，AIがここ数年プチバブルですが，できることはまだ限定的ということです．AIはもともと，理論を構築したり考えたりするといった人間の高レベルな認知能力を実現化しようとしていました．しかし，1960年代のAI時代スタートから60年たった現在でも，AIによる高いレベルでの理論や思考といったものはただの幻想と考えられています．

　AIでできることで，最も注目されている部分は「画像認識」という分野です．たとえば「車」をコンピュータに認識させるため，「車」は「四つの車輪」があり，「箱型」で，「移動速度が人間よりずっと速い」などの情報をくまなく入れることで，「車」を「車」と認識させようとしてきました．しかし，この手法では，たとえば六つの車輪がある「車」をコンピュータは「車」と認識しません．このような問題を解決するため，「deep learning」と呼ばれる手法が数年前に生まれました．deep learningを用いることで，車の定義づけをヒトが行わなくても，コンピュータが勝手に学習することで「車」を「車」と認識できるようになりました．このようなブレークスルーもあり，コンピュータによる画像認識の精度は格段に向上してきています．

　医療分野でもAIは利用されつつあり，特に画像認識分野での発展が望まれています．すでに一部の3次元心エコー図解析においてAIは使われています．一方で，心エコー図検査は他のエコー診断と違い「腫瘍がある・ない」だけでなく，ドプラ法による血行動態の評価や，時間軸を考えた診断が必要であることなど，通常の画像診断で求められる"存在診断"だけでない，多くのクリアすべき問題があります．そうは言いつつ，個人的には近い将来，AIがエコー診断を補助する時代がくることを信じてやみません．

(楠瀬賢也)

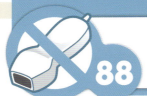

88 ガイドラインを鵜呑みにしてはいけない

ガイドラインとは

ガイドラインとは,「診療上の重要度の高い医療行為について,エビデンスのシステマティックレビューとその総体評価,益と害のバランスなどを考量し,最善の患者アウトカムを目指した推奨を提示することで,患者と医療者の意思決定を支援する文書」と定義されています.診療現場で用いるガイドラインには,臨床的課題(クリニカルクエスチョン)形式のものと,教科書形式のものがあります.心エコー図検査で用いる診断ガイドラインは,各種心疾患における計測項目の異常値や,評価の判断基準が記されています.**誰が使用しても同じコンセプトで診断でき,共通の指標を用いてある程度客観的に評価する手助けをしてくれる**のが,ガイドラインです.

ガイドラインができるまで

ガイドラインを作成するにあたり,学会などで作成委員会が立ち上げられます.そこで,これまでに報告されている研究論文を文献データベースから網羅的に拾い上げ,それを専門家が吟味して取捨選択し,それらの根拠に基づいて推奨度を決定するという流れが一般的です.**過去に発表された論文のデータをもとに,ガイドラインは作成**されているのです.

ガイドラインを鵜呑みにしてはいけない

この世の中の臨床研究で相関係数が1になるようなことは,ほとんどありえません.つまり,ほぼすべての研究にはハズレ値が存在するということです.大多数の中のわずかなハズレ値にとらわれ過ぎていては,日常診療はできませんが,自分がそのハズレ値に該当したらどうでしょうか? 患者側からすると,1か0かしかないのです.大多数の症例はガイドラインどおりに診断を進めていけば,大きく外れることはありませんが,一部にはガイドラインで診断できない患者も存在することを忘れてはいけません.**ガイドラインは参考書であって,バイブルではない**ということをもう一度考える必要があると思います.心エコー図を始めて間もない頃は,ガイドラインが頼みの綱になると思いますが,経験を積めば積むほど,ガイドラインの必要度は下がってくると思います.

ガイドラインをどこまで遵守するのか

たとえば下大静脈径の計測で,当センターは短軸径をレポートに記載すると書きましたが(p87 51参照),スタッフの中には,「レポートにはガイドラインどおり長軸径を記載すべきという意見」もあります.なぜなら,用いている正常値がその方法で測られて出されたものであるし,論文を書くときにガイドラインを引用できなくなる,という考えです.ガイドラインに記載している方法以外で出された数字をレポートすることに違和感を覚えるというスタッフもいて,「心エコー図検査は,世界中の人が同じ方法で計測すべき」という考えに立つと,多少おかしいと思ってもガイドラインに従うのがよいのかもしれません.しかし,私は,縦22 mm,横3 mmの下大静脈を,長軸断面で長径を測って22 mmと報告することはできません.そうすることで患者にとってのメリットはなく,デメリットでしかないからです.施設での統一が必要というものの,すべてを合わせるのは難しいこともあります.

当センターのバイブル

業界のバイブルはFeigenbaum先生の「Echocardiography」か,メイヨークリニックの「The Echo Manual」でしょうが,当センターにおいて

心エコー図のバイブルは，もちろん大木　崇先生の「心エコー・ドプラ法の臨床　第2版」です[67]．「心嚢液」でなく「心膜液」というのもこの本にそう書いてあるからです．総説の執筆や学会での講演の依頼をいただいて原稿をつくるときも，常に本書を参考にしています．心エコー図学を極めたい方はぜひ手に入れてください．ちなみに本書で「心エコー検査」と言わず，「心エコー図検査」を使っているのもこの本に倣っています．

知識は常にアップデートしなければいけない

どんなに上達しても，**教科書やガイドラインに掲載されていることは，知識として知っておかなければならず**，疑問が生じたときは，最新のガイドラインを読み直すと解決することもあります（p37 **22**参照）．"最新の"と書いたのは，ガイドラインは改訂されるからです．新しく信頼性の高いエビデンスが確立されると，それを理由にガイドラインの診断基準は変更されます．そういう意味では，成書に掲載されているのは10年前の事実です．一昔前では当たり前のようにされていたことが，新しいガイドラインでは禁忌とされることさえあります．「Journal of American Society of Echocardiography」(JASE）や「Journal of Echocardiography」などエコー関連の学術誌に目を通す，学会や講習会に出席する，月刊「心エコー」を購読するなどして，**情報は常にアップデートしておく**ことが重要です．

ただし，「知識の習得は必須だが，診療にはさらに知恵と感性が要求される」(羽田勝征先生）ので知恵と感性を培うことも忘れずに．

（西尾　進）

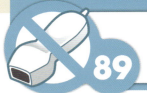

89 心エコー図検査ですべてがわかると思ってはいけない

超音波の限界

ご存知のように超音波は，骨や肺を通過しません．CTやMRI検査で画像が得られないということはめったにありませんが，超音波検査，特に心エコー図検査では，高度な肥満や，逆に高度なるい痩などで，エコーが入っていかない患者がいます．もちろん，体位を変えたり，周波数が小さいプローブに替えたり，最大限の努力をすることは大切ですが，どうしようもないこともあります．心窩部アプローチから心臓が見えれば，見える断面から得ることができる情報を報告書に記載するしかできません．時間をかけて粘ってもしかたないので，見えないものは見えないというあきらめることも肝心です．

ドプラ法による圧の推定

ドプラ法では流速が計測でき，その流速から推定できるのは，圧較差です．狭窄部あるいは逆流弁口の上流にある腔と下流にある腔の圧較差は推定できますが，圧の絶対値は計測できません．

また，ドプラ法は，超音波ビームと血流の流れる方向が一致した場合に正確な血流速度が検知できます．実際の検査では，逆流ジェットや狭窄部の加速血流に超音波がまっすぐ入るようプローブを操作しますが，必ずしもよい角度で記録できないこともよくあります．

虚血性心疾患は難しい

経胸壁アプローチで観察できる冠動脈は，ごく一部の範囲で，うまく観察できないこともあるので，冠動脈病変を安静時の経胸壁心エコー図検査で診断するのは基本的に無理，と思っていたほうがよいです．左冠動脈の主幹部や，左前下行枝の遠位部の高度狭窄がわかることがありますが，心エコー図法による虚血の診断は，左室局所壁運動異常から間接的に診断するというのが基本です．左室壁の一部が菲薄化してエコー輝度が上昇していれば，明らかに陳旧性心筋梗塞後と判断できる場合もあります．しかし，急性冠症候群の中には，来院時の心電図，血液検査で異常がなく，そして，心エコー図検査でも壁運動異常を認めないことがあります．また，安定狭心症は，安静時には壁運動異常を示さないため心エコー図検査では診断はできません．さらに，冠動脈が完全閉塞していたとしても，側副血行路が発達していれば，壁運動異常を認めないことがあります．局所壁運動異常がないから虚血性心疾患ではない，と言ってはいけません（p149 86 参照）．

運動負荷心エコー図が普及しない訳

心エコー図検査で労作性狭心症を診断するには，運動負荷やドブタミン負荷心エコー図検査が使われます．アデノシンを使った負荷冠動脈エコー検査も提案されました．しかし，冠動脈の狭窄を直接見ることができる冠動脈CT検査に押されて，これらの負荷心エコー図検査はいずれの方法も広く普及していません．2018年にようやくドブタミンを「心エコー図検査における負荷」のために使用することが保険診療上で認められました．時すでに遅し，の感がありますが，ドブタミン負荷心エコー図検査は弁膜症の重症度判定など虚血を見る以外の目的で使うこともあり，これまでのようにいちいち症状詳記で言い訳をしなくてすむようになっただけでもありがたいです．

（阿部美保）

第6章 レポート記載のオキテ

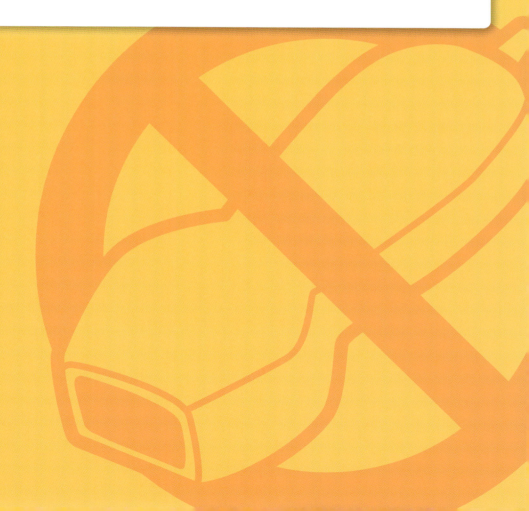

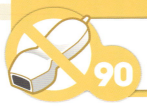

90 計測値に意味のない小数点以下を記載してはいけない

超音波検査の分解能

断層法における空間分解能は，互いに近接する2点間を分離して識別できる最小距離を意味し，これには距離分解能と方位分解能があります．距離分解能は波長（周波数）に依存します．中心周波数3.5 MHz プローブでは，生体内の波長は次のようになります．

$\lambda = c / f = 1,530 \times 10^3 \text{(mm/s)} / 3.5 \times 10^6 \text{(Hz)} \fallingdotseq 0.44 \text{(mm)}$

[λ：波長，c：生体内音速，f：周波数]

したがって，3.5 MHz の場合の距離分解能は上記数値の2～3倍の1～2 mm 程度になります．左室拡張末期径＝43.5 mm と書くのは，**1 mm の目盛りしかない物差しで 0.1 mm の単位を計測しているよう**なものです．近年のプローブは広帯域であり，近距離は5 MHz から遠距離は2 MHz ぐらいまで幅を持って周波数を切り替えながら画像を描出しているので，距離分解能は深度によっても変わります．

ディスプレイの問題

計測時にトラックボールを動かしても 0.1→0.2→0.3 とはならずに，0.1→0.25→0.4 と飛んでいきますよね．これは波長以外にも，ディスプレイの影響があることを理解しておかなければいけません．ディスプレイは，一定の大きさのピクセルが縦軸方向と横軸方向（マトリックス状）に並べられて画像を映し出しています．このピクセルは，視野深度が 15 cm のときも，ズームしているときも同じ数だけディスプレイにあります．したがって，画面をズームして計測するほうが細かい計測ができます．頸動脈エコー検査で内膜中膜複合体厚（IMT）を測るときなどは，計測マーカーの線の上で合わせるか，下で合わせるかでも数値が変わります．心エコー図検査ではそこまで神経質になることはないですが，**左室流出路径や弁口面積などを計測するときは，ズームして計測**したほうがよいです．

各心エコー図検査指標の有効数字について

心エコー図指標の数字の桁数について考えてみます．距離や面積の計測については，上記の分解能を考えると，1 mm 以下の桁数はあまり意味がないと思います．したがって当センターでは，各種容積や EF は，整数で表記しています（図90-1）．ただ，左室壁厚は，8.5～9.4 mm を 9 mm，9.5～10.4 mm を 10 mm，10.5～11.4 mm を 11 mm としてしまうと，壁厚の印象を表現しきれないので，左室壁厚は小数点第1位まで記載しています．また，左室流出路径は少し値が変わると，それから計算される心拍出量が大きく変わってしまうので，厳密に測ってほしいという意味も込めて小数点第1位まで記載するようになっています．

（鳥居裕太）

整数	小数点第一位	小数点第二位
・左室・左房径（mm） ・パルスドプラ血流速度（cm/s） ・左室・左房容積（mL） ・下大静脈径（mm）	・左室および心室中隔の壁厚（mm） ・左室流出路径（mm） ・速度時間積分値（cm） ・組織ドプラ速度（cm/s） ・ストレイン値（%）	・大動脈弁口血流速度（m/s） ・三尖弁逆流速度（m/s）

図90-1 当センターにおける心エコー図指標の有効数字

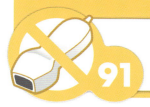

91 オーダーの依頼内容に対する回答がない報告書を作成してはいけない

まずは依頼目的の確認を

検査が依頼されたのには目的があります（p44 26参照）．検査前に必ず依頼目的を確認し，**臨床医が何を知りたいかを念頭に置いて検査を進める**ことが大切です．そうすれば，おのずとレポートのコメント欄の1行目に書く内容が決まります．しかし，超音波検査で診断できないこともあります．判明したこと，判然としなかったことも明確に伝えましょう．さらに，経過観察やさらなる追加検査の必要性などを追記する場合もあります．以下に，事例を挙げて修正点を述べます．

Case 1：EFは正常であればよい？

検査目的：抗がん剤治療を開始しました．心機能はどうでしょうか？
レポート：EF 55％（前回67％）と，正常下限に保たれています．心不全兆候もありません．

検査目的：抗がん剤治療を開始しました．心機能はどうでしょうか？
レポート：EF 55％（前回67％）と，正常下限に保たれています．心不全兆候もありません．

心毒性を有する抗がん剤による心筋障害を，cancer therapeutics-related cardiac dysfunction（CTRCD）と言います．CTRCDは，抗がん剤投与前と比較してEFが10％以上低下し，かつEF＜53％と定義されています[1]．本例はEF＜53％ではありませんが，EFが10％以上低下しており，CTRCDが疑われる状況です．それにもかかわらず，「正常下限程度に保たれています」としてしまい，CTRCDに対する警鐘を鳴らすことができていません．山田先生がチェックしたら，このような場合には，「EFが52％になるように測り直して，CTRCDって書いといてよ！」と言われます．

Case 2：経胸壁アプローチで血栓を否定？

検査目的：慢性心房細動の患者で，脳梗塞発症2日目です．心原性塞栓源はないでしょうか？
レポート：左房は拡大（LAVI：62 mL/cm²）していますが，心腔内に塞栓源となりうる血栓像は認めません．

一応，オーダーに対し，塞栓源はないと返答しています．しかし，経胸壁心エコー図検査で左房内や左心耳内血栓を指摘できる確率は低く，厳密には経食道心エコー図検査を施行しなくては「血栓はありません」と言い切ることはできません．レポートには，「経胸壁からの観察では心腔内血栓を指摘できませんが，経食道心エコー図検査による確認をお願いします」と記載したほうがよいです．特に，脳梗塞の広範で，左房や左心耳が著明に拡大している場合には，積極的に経食道心エコー図検査による精査を推奨するべきです．

また，心拡大はなく，心機能にも問題がない比較的若年の脳梗塞例では，卵円孔開存による奇異性塞栓の可能性を考えます．検査者が医師であればそのままバブルテストを施行し，陽性なら下肢静脈エコー検査も行うのがよいですが，検査を頼まれたのが技師であれば，「奇異性塞栓症の可能性はいかがでしょうか」とレポートに追記しておくのが親切です．

Case 3：経胸壁アプローチでIEを否定！

検査目的：3週間の熱発が続いており，血液培養でグラム陽性球菌（＋）です．熱源精査をお願いします．

> レポート：心腔内には疣腫を疑う異常構造物は指摘できません．

今回の検査では疣腫を疑う異常構造物を指摘できなかったとしても，感染性心内膜炎を否定してはいけません．血液培養で陽性であることなど，臨床的に感染性心内膜炎が疑わしい場合には，繰り返し検査を行うことや，経食道エコー図検査での精査を推奨しましょう．

Case4：今は大丈夫でも…

> 検査目的：胃全的術前のスクリーニングお願いします．
> レポート：S字状中隔を呈し，左室流出路血流速度は2.0 m/sと加速していますが，血行動態には影響をきたしておらず，手術に支障はありません．

確かに，S字状中隔による軽度の左室流出路狭窄は術前の血行動態には影響がないかもしれません．しかし，術前スクリーニングの場合は，術前の評価のみならず，術中，術後における出血や，輸液負荷など負荷条件の変動の影響を考慮して血行動態を推測しなければなりません．外科の術後に「尿が出ない．心不全かも…病棟に往診に来てほしい」と依頼されることもあります．実際に，輸液が過剰で心不全になっている場合もありますが，逆に，脱水になっているケースも少なくありません．軽度の左室流出路狭窄であっても，出血や脱水によって増強し，心拍出量低下の原因となる可能性があります．レポートには，「出血や頻脈で左室流出路狭窄が増強して，血圧低下の原因となる可能性があります」などと警告としておくことが，患者のためになります．

依頼された診療科に配慮する

当センターでは，循環器内科や心臓血管外科以外のすべての診療科から直接の検査依頼を受けています．したがって，循環器疾患について詳しくない医師からの検査依頼も多く，レポートのコメントにも気を遣っています．たとえば，診断に「#1 Severely impaired LV relaxation with elevated LA pressure」と書かれているのを見て心不全であるということがわかる医師がどのくらいいるか．循環器内科以外の医師で理解できる人は少ないと思います（p44 26 参照）．そのような医師がレポートを見ることが予想されるなら，「#1 Heart failure with reduced EF」と書いたほうがよい場合もあります．レポートの書き方は原則を守ることは重要ですが，**依頼医が理解しやすいように臨機応変に対応する**のがデキル技師です．

（山尾雅美）

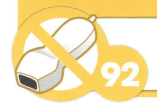

92 レポートに誤字があってはいけない

正しく伝わるレポート

当センターのレポートは，パソコンで作成しています．業務内の限りある時間の中で，忙しく超音波検査をこなし，レポートを入力していると，どうしてもキーボードの打ち間違い，変換ミス，英語のスペル間違いなどが起こってしまいがちです．なかなか誤字をゼロにすることは難しいかもしれません．しかし，紛らわしい変換間違いがあれば，レポートを読んだ依頼医に伝わるべき意味が異なってくることがあります．また，誤字・脱字が多いとレポートの内容自体も本当に正しいのか疑わしく思え，そのレポートを読んだ依頼医との信頼関係すら崩れかねません．**レポートは，依頼医に検査所見を正しく伝えるための道具ですので，決して誤字・脱字があってはいけません．**

誤字がないレポートを作成するために

では，誤字がないレポートを作成するためには，どうしたらいいのでしょうか．やはり日頃からの意識づけが大切だと考えます．レポートを何も考えないで書く場合と，誤字がないように意識して作成するのでは，まったく違ってきます．また，**一度作成したレポートを必ず見直す**ようにしましょう．また，見るだけでなく，声に出して読んでみると，意識して字が見えるので，これも工夫の一つです．間違いやすい単語を知っておくことも必要です（表92-1）．レポートを書くとき，"公文書"を作成しているという緊張感を持って臨めば，誤字・脱字がきっと少なくなるはずです．公益社団法人日本超音波医学会認定超音波検査士や超音波専門医の受験時に提出する報告書に，誤字・脱字があれば減点されます．論文に誤字・脱字が多ければ，それだけでリジェクトされるかもしれません．誤字・脱字だらけのラブレターでは，恋も冷めますよね(!?)．

半角？　全角？　＃？

当センターのレポートのコメント欄の文章は，全角の「，」と「．」に統一しています．コンマやピリオドに全角と半角が交ざっていたり，「．」と「。」が交ざっていると見た目がよくないので，統一しておいたほうがよいです．当センターのレポートは，数字や％も，半角に統一しています．

"#"はなんと読むか知っていますか．「シャープ」ではありません．シャープは"♯"で，横線が斜めです（そうでないと五線譜の上で見えなくなります）．"#"は最近では「ハッシュマーク」と呼ばれることも多いですが，日本語では「井桁（いげた）」，英語では「ナンバー」の略です．つまり，# Mitral stenosis, # LA enlargement などと，箇条

表92-1 レポートによくある漢字の変換ミス，英語のスペルミス

《誤》	《正》
新機能	心機能
僧房弁	僧帽弁
偏移して吹く	偏位して吹く
著名な	著明な
圧格差	圧較差
解放制限	開放制限
癖肥厚	壁肥厚
駆出率	駆出率

《誤》	《正》
sistolic	systolic
sever	severe
disfunction	dysfunction
dilation	dilatation
emlargement	enlargement
relaxasion	relaxation
sigmoid septam	sigmoid septum
doppler	Doppler（人名なのでDは常に大文字）

書きのマークのように使うのは誤りです．#1 Mitral stenosis, #2 LA enlargement　のように数字と一緒に使うのが正しい使い方です．

「にて」を使わない

「にて」という言葉はもともと「○○によって」や「○○において」，「○○にとって」などの言葉の省略語なので，検査報告書を含めてカルテや論文など「省略した言葉・表現を用いるべきではない状況」においての使用は避けたほうがよいです．**当センターのレポートでは，「にて」は使わない**ようにしています．「○○にて」が使いたい状況では，たいてい，「○○によって」「○○において」「○○では」に置き換えることができるはずです．

「施行」する

レポートではあまり使わないかもしれませんが，「心エコー図検査を**施行**したところ．．．」というフレーズを学会発表でよく耳にします．「しこう」が正しい読み方ですが，「せこう」という人も多いです．実際，「せこう」と入力しても施行と変換されます．辞書では，施行には「しこう」「せぎょう」「しぎょう」「せこう」のなんと4つの読み方があるようです．工事や建築関係の場合は，「せこう」と読まれることがあるようですが，「施工」と紛らわしいです．テレビやラジオでは，「施行」を「しこう」，「施工」を「せこう」と区別して読むようです．「心エコー図検査を**施行(しこう)**したところ．．．」が正しい読み方でしょうが，「心エコー図検査を行うと．．．」「心エコー図検査では．．．」でよいのではないかと思います．

（天野里江）

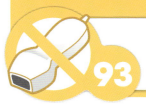

93 レポートでやたらと略語を使ってはいけない

略語は診療科により意味が異なる

　同じ略語であっても診療科により意味が異なることがあります．たとえば，MM は血液内科では multiple myeloma（多発性骨髄腫），皮膚科では malignant melanoma（悪性黒色腫）ですし，MS は神経内科では multiple sclerosis（多発性硬化症），循環器内科では mitral stenosis（僧帽弁狭窄）です．MAC というと我々は mitral annular calcification を思い浮かべますが，呼吸器内科では非結核性抗酸菌症で，一般の方は Apple 社のコンピュータやマクドナルドのことと思うでしょう．このように，略語は読み手によって解釈が異なり，誤って伝わる可能性があります．レポートを書くときには**正確に伝えるため，原則的に略語は使ってはいけません**．

　レポートでよく使われる「P/O」も，循環器内科では post operative（術後）の意味で使われることが多いと思いますが，point out（指摘）ととも取れます．当センターでは，P/O は使用せず，post coronary artery bypass grafting，post mitral valve replacement などと記載しています．

略語を使う前にフルスペルで記載

　しかし，略語を使わないとレポートが長くなり読みにくくなる場合があります．また，MR や AS など，略語のほうが伝わりやすいこともあります．「大動脈弁は3尖ともエコー輝度が上昇し，軽度の開放制限がありますが，AS には至っていません」など一般的な略語で，文脈上，意味の取り違えがないと思われる状況では略語を使うことが許されます．しかし，可能な限り，「肺高血圧（PH）」など，略語を使うときには**最初に正式名称あるいはフルスペルを記載**し，それ以降の文章で略語を使用すると非常に読み手に優しい文章となります．

　また，病態を表す重要な文言については特に略語に気をつけます．たとえばソノグラファーにはなじみのある HOCM ですが，これを安易に使ってしまうと，「肥大型心筋症の中でも閉塞性であり，積極的な治療介入が必要な病態である」といった意味が伝わりにくいことがあります．こういった重要な病態を表すときには，できるだけ略語を用いずに，閉塞性肥大型心筋症（HOCM）と記載することが望ましいです．

Google 検索でスペルチェック

　当センターの心エコー図検査報告書は，日本語で記載していますが，診断名だけは伝統的に英語で書いています．これは，①外国人にもわかる，②症例を検索するときに便利，③ソノグラファーが英語に慣れる機会になる，などのメリットがあります．しかし，英語でなんと言えばよいのかわからず困ることがあります．そんなときには，Google などの検索エンジンが使えます．いろいろな論文で使用されている文言であれば，まず間違ないと確信できます．このときに英語論文を少し読んだりでき，英語の勉強にもなります．自分が気軽に使っていた英語がいわゆる"日本語英語"であり，本来は間違った英語であったりすることに気づくこともあります．

〈林　修司〉

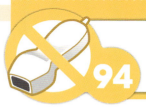

94 "Almost normal"を漫然と使ってはいけない

normal echocardiographic study という潔さ

検査報告書の「診断」欄に，何でもかんでも"almost" normal echocardiographic study と記載されていることを散見します．almost とは，主な意味として「ほとんど，もう少しで，たいてい，だいたい，（実は違うが）…に近い」となります（研究社 新英和中辞典より）．つまり，"完全な" normal ではない，というニュアンスを含みます．

器質的病変を伴わない trivial MR を認めた程度であれば，almost は書かずに「normal echocardiographic study」と言い切ると気持ちのよいレポートになります．もし almost を使うのであれば，**何の所見があるために，almost をつけざるをえなかったのかを考えて使うべき**です（表94-1）．

normal と診断するケース，almost normal と診断するケース

normal と診断するケースとして，[40代男性，背景疾患はなく，弁膜症は trivial MR を認める程度で，E/A も若年健常パターンを呈す]といった場合があります．加齢性の変化（左室弛緩障害：impaired LV relaxation）もないため，normal echocardiographic study と診断します．

almost normal と診断するケースとして，[40代男性，DM のコントロール不良，血圧も高いが，心エコー図検査上は左室肥大もなく左房も小さいため，拡張能の低下所見は指摘できない．大動脈弁にわずかな退行性変化があるが，大動脈弁硬化というほどでない]という場合があります．心エコー図指標の値は正常範囲であっても，明らかな背景疾患での潜在的心機能障害が示唆されるので，「本日の検査では器質的心疾患を指摘できません．冠血管危険因子のコントロールをお願いします」と親切なコメントをして，診断名に「almost normal echocardiographic study」と書いています．

加齢による左室弛緩異常は正常では？

[70歳代男性で，僧帽弁口血流速波形が E ＜ A の弛緩障害パターン，拡張不全 grade1，ほかに異常なし]の場合，これは，加齢に伴う左室弛緩異常です．「almost normal echocardiographic study」としてもよいのでしょうが，当センターでは，このような場合，診断名に「impaired LV relaxation with normal LA pressure」と，記載しています．確かに生理的な変化なので，病的な意味はありません．これまでの慣習と言ってしまえばそうなのですが，生理的な変化であっても，正常パターンではないので心エコー図での診断としては，記載してもよいと思います．また，これは，**心不全ではない（＝左室充満圧は上昇していない），ということを暗に示しています**．そこまで読み取ってくれる医師は，それほどいないでしょうが…．

（楠瀬賢也）

表94-1 | almost normal とする所見例

- 生理的弁逆流（MR, TR, PR）
- 左室径が少し大きいだけ
- 弁の軽微な退行性変化，軽微な動脈硬化所見
- 生理的範囲内の心膜液貯留
- 高血圧で見た目は左室肥大であるが，計測値がすべて正常
- 糖尿病で，EF は正常であるが，GLS が 19%．
- EF 50～55% くらいでなんとなく動きが緩慢な若年者
- E/e′ だけ高値で，ほかに拡張不全の所見がない

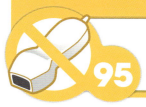

95 「観察できた範囲では…」を使ってはいけない

観察できた範囲って？

　心エコー図検査では，見たいところが見えないことがあり（p154 89参照），つい書きたくなる表現ですが，「観察できた範囲」はどの範囲なのでしょうか．検査した者は自分が観察できた範囲がわかっているのでしょうが，**報告書を読む側は何が見えて，何が見えなかったのかわかりません**．「観察できた範囲では異常を認めません」と書かれてあると，たとえば心房細動のアブレーションを考えていて左房が拡大しているかが知りたかった場合，左房が観察できた範囲に入っているかどうかわからないので，その検査は無意味です．

必ず観察した範囲（あるいは見えなかった範囲）を記載

　すべての患者において，同じようなクオリティのエコー検査を行うことはできません．努力して可能な限り美しい画像を描出することが重要ですが，どうやっても観察不可能なことはあります．その際には，**どの方向からの観察で，何が観察できて，何が観察できなかった，何が判断できなかったと具体的に記載**すべきです．呼吸器装着中だったので，仰臥位で心窩部からしか観察できなかったとか，起座呼吸だったので座位の心尖部からの観察しか見えなかったとかです．たとえば，座位での記録は横隔膜の影響を受けるので，そのために異常に見えることもあります．次回の検査が側臥位で再検査したとき，体位の差か，病態の変化によるものか区別しやすくなります．緊急時や，患者状態が悪すぎるときは必要最低限しか検査できていなくて当然であり，検査範囲をきちんと記載してあれば，次回の再検査時に判断できなかった箇所を評価しやすくなります．

検査のクオリティも記載

　100 kgを超えるような病的肥満の患者，肺疾患や胸郭異常の患者は，心エコー図検査が困難です．ただ肥満で撮りにくいと思っていても，案外撮れる患者もいます．当センターの検査報告書には，検査のクオリティを評価する項目（excellent, good, fair, poor）があります．その評価に加えて，観察が可能な範囲／アプローチを詳細に記載しておけば，次回の検査時に役立ちます．

　また，撮り難い患者であることがわかっていれば，次回の検査時には，低周波数のプローブが選択できる機種や，最新のハイエンド機種で検査を行うといった調整も可能です．さらに，そのような患者は，研修生や研修医にあてることを避けるようにしています．

（阿部美保）

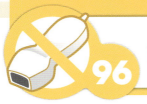

96 診断名を適当な順番で記載してはいけない

最初に見るのは一番上の診断名

　報告書の診断欄は，大事な診断名から記載します．医師をはじめ，看護師，検査技師も日常診療で忙しくしています．レポートを見る際には，まずは診断，次にコメント欄，時間的余裕があればレポート本文を見ています．そのとき，診断が思いつくままの順で記載されていたらどうでしょうか．大事な診断が見逃される危険性があります．せっかく検査で指摘しているのにそれが見過ごされてしまうと，依頼した医師が困るだけでなく，一番は検査を受けた患者に不利益が生じます．

結果を見るのは専門家ではない

　レポートを記載する我々は，心エコー図検査の専門もしくは，少なくとも心エコー図検査の知識を持っています．しかし，レポートを見るのは検査の依頼医だけでなく，紹介元の開業医かもしれず，ほかの科の医師だったり，リハビリの理学療法士だったり，多岐にわたっており，ほとんどが専門的知識を持っていません．循環器科医師でさえ，必ずしも心エコー図検査の専門的知識は持っているとは限りません．いかに本文を正しく，詳細に記載しても，どの診断が一番重要かは読み手にはわからないこともあります．そのため，**診断は必ず重要な順に記載**します[2]．

poor record?!

　余談ですが，私がある病院でレポートのコメントに「poor recordでした」と記載したところ，「"poor"なので心精査をお願いします」と，依頼医から紹介を受けたことがあります．我々が普段何気なく使っている単語でも，専門でない人には通じないことを痛感しました．

　診断名に mild MR と記載すると，その患者は僧帽弁膜症にされます（p118 66 参照）．心エコー図検査で逆流シグナルを見つけると，どうしても報告書に書きたくなるものですが，**臨床的に問題がないと判断すれば，所見には記載しますが診断名には書かない**ほうがよいと思います．

（阿部美保）

ソノグラファー談義 6

心電図の電極，シール？ クリップ？

　はっきり言って，どっちでもいいと思います．一長一短です．クリップの場合，コストはかかりませんが，衛生的にはよくないかもしれません．手足に挟めないときなどは困ってしまいます．一方，シールはコストがかかりますが，衛生的です．また，どこへでも貼ることができます．どちらを使うかは，施設によって事情もあり異なると思いますが，当センターはシールです．

（西尾　進）

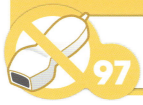

97 異常所見がなくても，「手術に際して問題はありません」と返してはいけない

非心臓手術の術前心機能評価のガイドライン

すべての手術はその大小にかかわらず患者にとっては侵襲となり，ストレス反応を誘導します．組織障害が生体反応を惹起し，神経内分泌因子やサイトカインが産生され，血圧上昇や頻脈を引き起こします．さらに心筋酸素需要を上昇させ，末梢血管は収縮し，線溶・凝固系のバランスが崩れ，血管内で過凝固を引き起こし，冠動脈血栓が生じる可能性もあります．このように，手術は侵襲的な手技であるため，耐術が可能かどうかは個々の患者で判断します．

非心臓手術前の心血管系評価の目的は，手術方針の決定と実施した場合の安全な遂行に必要な情報を得ることにあります．この目的から術前心機能評価におけるガイドラインが策定されており，心エコー図検査はこのうちの「非侵襲的検査を考慮」の部分にあたります（図97-1）[3]．術前心機能評価のガイドラインを見てもわかるとおり，心エコー図検査の前に，心臓の臨床的状態（心不全の有無など），手術自体のリスク，運動能力（4 METsあるかどうか）を判定します．これらの情報を知ったうえで，心エコー図検査を行う必要があります．逆に言えば，**毎朝5 kmのジョギングをして症状がない患者なら，心電図異常などほかに所見がなければ心エコー図検査を行う意義は少ない**と思います．

図97-1 ｜ 非心臓手術における合併心疾患の評価と管理に関するガイドラインのアルゴリズム

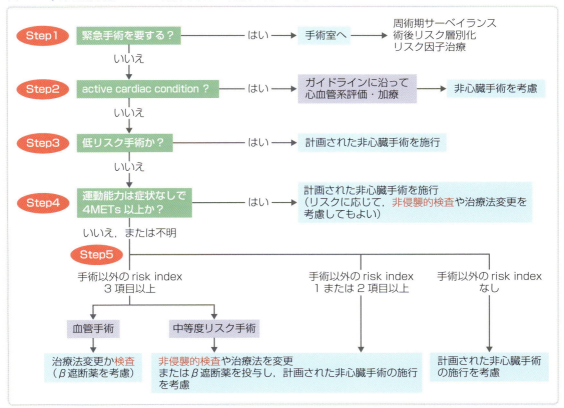

（文献3より引用改変）

非心臓手術の術前心エコー図検査の判定

非心臓手術前の心エコー図検査で最も重要視される指標は，EFです．EFが低下していれば（通常≦55％），循環器内科と手術チームで協議をしてもらう必要性が生じます．EF≦30％であれば手術のリスクが高くなります．また，器質的心疾患，特に重症の弁膜症，左房圧の上昇や肺高血圧など心不全の兆候を認めた場合にも，手術を優先するのか，心臓の診断，治療を先に行う余裕があるのか，協議をすることになります．

心エコー図検査でわかること，わからないこと

心エコー図検査でわからないのは，次のような病態です．
① 虚血性心疾患のうち，壁運動異常をきたさないもの（狭心症，冠攣縮性狭心症など）
② 不整脈（発作性心房細動，運動時不整脈など）
③ 肺疾患，肝疾患など，心臓以外の手術リスクとなりうる病態

術前の心機能評価は心エコー図検査だけでカバーできるものではありません．「手術に際して問題はありません」と報告書に書いてしまうと，依頼医は循環器疾患が否定できたものと思ってしまうことがあります．実際は，心エコー図検査で所見がないからと言って，虚血性心疾患は否定できていません．また，周術期に心不全を起こすかどうかの予測も実際には難しいです．というのは，一概に周術期と言っても患者の年齢，腎機能，貧血の有無，肺疾患の有無といったさまざまな因子が複雑にからみあうからです．当センターでは，何も所見がないときには，**「手術に際し，問題となるような器質的異常を認めず，心機能は保たれています」**．ほかのリスク評価指標を含めた総合的な判断については，検査の依頼医に委ねます．ただ，心エコー図検査を施行するにあたってカルテや患者から得た情報で，手術のリスクにつながることがあれば，依頼医に電話で連絡をしたり，報告書に記載するようにしています．

（楠瀬賢也）

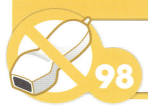

98 検査当日にレポートを書かないまま帰ってはいけない

超音波検査の始まりと終わり

　医師から超音波検査が依頼された時点で，検査は始まっています．検査者は依頼目的を確認し，カルテから患者の臨床データを入手したうえでプローブを手にします．そして，検査中に超音波所見のシナリオを頭の中で完成させていきます．**検査終了時には頭の中にレポートはできあがっているのが理想的**です．検査終了後は，速やかにレポートを完成させましょう．レポート送信が終了した時点で，検査は終了ということになります．その後，臨床経過と心エコー図所見を照合し，自分にフィードバックすることでより一層理解が深まります．

検査報告のタイミングは？

　理想は，検査終了後直ちにレポートを作成し，承認を得て，送信を完了することです．しかし，検査待ちの患者が多い場合は，レポート作成を後回しにして，検査を回すことが求められます．そのような場合は，結果を依頼医に電話で連絡するか，カルテにサマリーを記載するようにしましょう．

　ここで注意しなければいけないことは，レポート作成を後回しにしてたくさんの検査をしていると，ついついある検査のレポートを書き忘れてしまうことです．入院患者では，主治医が夕方にレポートを参照して，翌日の指示を出したり，外来患者では主治医が紹介状の返事を診察終了後に作成したりします．レポートの送信を忘れてしまうと，このような診療行為の妨げになり，ひいては医療事故に発展し兼ねません．**レポートは検査終了後できるだけ速やかに送信する**ようにしましょう．日を跨ぐことがあってはいけません．

レポートの承認と確認

　当センターでは，技師や研修医がレポートの草稿を作成し，検査のチェックを行った上級技師あるいは医師が確認したうえで，必要な場合は修正を加えて承認し正式なレポートとなります．上級技師が承認したレポートは，その日の担当医師の名前で発行されるため，建前上は，その日の担当医師が目を通しています．結果を急ぐ場合を考え，技師や研修医が最初に作成したレポートは，未承認レポートとして閲覧できるようにしています．午前の検査のチェックを行った医師が，午後からカテーテル検査に行ってしまったりすると，レポートの承認作業がおろそかになってしまうことがあります．検査を行った技師や研修医は，一日の終わりに自分のレポートが承認されていることを確認し，まだの場合は，チェックしてもらった医師に一報するのがよいでしょう．

書きっぱなしはダメ！

　もちろん，その際に承認されたレポートと自分が書いたレポートの違いを確認しておかないと，上達はしません．当センターでもレポートを手書きしていた時代には，検査チェックを行った医師が赤ペンでレポートを修正し，それを清書して最終レポートとして提出していました．自分のレポートのどこをどう直されたかを勉強するには，昔の手書きがよかったように思います．

　当センターのレポートシステムでは，技師や研修医が作成した草稿も古い版として保存されています．これは，チェックした上級技師や医師による修正点を確認できるようにするためです．**自分が書いたレポートと，指導してもらったレポートをちゃんと比較している初級者が早く上達**しています．

（山尾雅美）

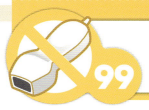

99 一度直されたことは，二度と同じ間違いをしてはいけない

あなたの気がつかない，成長できない大きな理由

私の好きな本の一つ，『自動的に夢がかなっていく ブレイン・プログラミング』の中でこのような一節があります．

「同じ誤りを繰り返してしまうとき，それはもはや誤っているのではない．選んでいるのだ」（Allan Pease & Barbara Pease）

同じ間違いを繰り返すということは，指導されたことを理解して覚えていないことを意味しているだけではありません．問題の本質は，間違いに対して無自覚であるということです．あなたは「多少間違えてもいいや，診断医が直してくれるだろう」などと，思っていませんか？　この意味で，同じ失敗を何回も繰り返すということは，自分で失敗を選んでしまっていると言えます．そのことに自分自身で気づくことで負のスパイラルから抜け出すことができます．

間違いをしても本人がリスクを背負わない場合にこのようなことが起こりえます．もちろん，研修で勉強に来ている方にそこまでのリスクを負う必要はないですが，だからこそ**二度と同じ間違いをしないようにという気持ち**が大切です．

成長するための情報共有 〜チクチクメール〜

当センターでは，院外にもオープンな施設であるため，たくさんの人が出入りしています．ここで，教えている内容が指導者によって違う場合，混乱をきたす可能性が高いです．そこで当センターでは，「チクチクメール」という情報共有システムを構築しています．「チクチクメール」は，実は鍵山暢之先生（心臓病センター榊原病院）の受け売りです．メーリングリストを介して，研修側で新たに発生した疑問点や，指導側でたびたび指摘している問題点などを，電子メールを用いて共有するシステムです（**図99-1**）．このような情報共有は，研修側と指導側の間だけでなく，これから新たに研修や指導に来る人の間でも共有する情報として，形に残すために行っています．

しかし，このメーリングリストも適切な運用をしないと無用の長物，誰も見ない掲示板のようになってしまいます．適切な運用を阻む大きな理由として，「情報の入れ物」を導入しても，その入れ物に情報をどう生かすか，ということを考えていないことが挙げられます．このような入れ物は本来，すべての研修側・指導側で自発的に情報を入れてもらわなければ質の高い情報が集まりません．全員がメーリングリストの意義を理解し参加しなければならず，誰かが「入力は言われたらすればいい」，「投稿だけしておけばいい」と考えてしまうと，たいした情報も集まらなくなります．

我々は，定期的にスタッフミーティングでチクチクメールに記載した内容のフィードバックもしています．実は，本書の内容にも，チクチクメールでのやり取りがかなり活かされています．このような地道な作業の積み重ねにより，よりよい情報共有システムが確立されると信じています．

（楠瀬賢也）

図99-1　チクチクメール

100 やりっぱなしの検査ではいけない

診断の検証のために

二度と同じ間違いをしないためにもやりっぱなしの検査ではいけません．
①壁運動異常を指摘した後の，冠動脈精査目的の心カテーテル検査結果
②心筋生検結果
③心臓手術の術中所見
④他のモダリティーの検査結果（心筋シンチグラフィー，PETなど）

このようなケースでは，症例をメモしておいて後で見直す努力が上達への近道です．また，自分だけで勉強するのではなく，心エコーカンファレンスなどを通して施設の仲間と情報を共有することも大切です．

検査レポートは論文と同じ

米国では心エコー図検査のことを，"echocardiographic study"と呼びます．studyとは研究のことです．1例の心エコー図検査のレポートを書くことは，検査の目的，方法，考察そして結論と，実は，1本の論文を書いていることと同等の作業をしています．

症例報告のススメ

日常検査の中で得られた経験は，施設の仲間と共有するだけでなく，症例報告をすることで世界中の診療に役立てることができます．症例報告の作成を通して，自分の知識を高めることだけでなく，新たな疑問や解決方法なども見出すことができます．投稿した英語の症例報告が未来永劫に世界中の人々に読まれることを想像するとやりがいがでます（図100-1）．珍しい疾患の症例だけでなく，珍しくはないけれども特異的な症状や経過，病態を示す症例，特別な治療が奏功した症例などが症例報告として好まれます．

臨床研究に参加すべし

ソノグラファーが臨床研究をするのは非常によい勉強法だと思います．施設に臨床研究をしている医師がいるなら，ぜひ協力してください．研究に興味がある医師がいない施設なら，学会などで興味があるテーマを発表している医師・技師に相談してください．研究をしようと思うと，必然的にその分野でこれまでわかっていることを勉強します．研究結果の解釈にも，勉強が必要です．結果を学会や雑誌で発表したら，質問に答えるためにさらに勉強します．これまでにさまざまな臨床研究をやってきましたが，論文が一つ仕上がるごとに，心エコー図検査のレポートに書く内容が充実していきました．つまり，臨床研究のための勉強は，日常検査の臨床力向上に直結するということです．

（楠瀬賢也）

図100-1 ┃ 症例報告

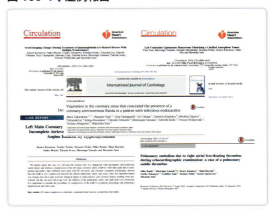

1編の症例報告が多くの原著論文よりも多くのことを物語ることがある．インターネットの普及により，いつでも誰でも文献が検索できる時代となった．自分の患者に教えてもらったことを英語で報告しておけば，世代を超えた人類の共有財産になる．

文献

第1章文献

1. 公益社団法人日本食品衛生協会：改訂 食品衛生責任者ガイドブック，東京，2003
2. Sax, H et al：'My five moments for hand hygiene'：a user-centred design approach to understand, train, monitor and report hand hygiene. J Hosp Infect 67：9-21, 2007
3. 西條良仁ほか：心音・心雑音とエコー エコーの前に聴診を！総合診療 28：778-785, 2018
4. Du Bois, D et al：A formula to estimate the approximate surface area if height and weight be known. 1916. Nutrition 5：303-311; discussion 312-303, 1989
5. Fujimoto, S et al：[Studies on the physical surface area of Japanese. 18. Calculation formulas in three stages over all ages]. Nihon Eiseigaku Zasshi 23：443-450, 1968
6. 日本肥満学会：肥満症診断ガイドライン 2016，日本肥満学会，東京，2011
7. Levy, D et al：Prognostic implications of echocardiographically determined left ventricular mass in the Framingham Heart Study. N Engl J Med 322：1561-1566, 1990
8. Kajimoto, K et al：Relationship between systolic blood pressure and preserved or reduced ejection fraction at admission in patients hospitalized for acute heart failure syndromes. Int J Cardiol 168：4790-4795, 2013
9. Weist, K et al：An outbreak of pyodermas among neonates caused by ultrasound gel contaminated with methicillin-susceptible staphylococcus aureus. Infect Control Hosp Epidemiol 21：761-764, 2000

第2章文献

1. Lang, RM et al：Recommendations for cardiac chamber quantification by echocardiography in adults：an update from the American Society of Echocardiography and the European Association of Cardiovascular Imaging. J Am Soc Echocardiogr 28：1-39 e14, 2015
2. Cunningham, FG et al：Williams Obstetrics, 25th Edition. Barbara, LH ed, McGraw-Hill Education, New York, 2018
3. 山田博胤ほか：循環器領域の POCUS：現状，問題点と将来展望. 超音波医学 46：17-24, 2019
4. Abduljabbar, HS et al：Pericardial effusion in normal pregnant women. Acta Obstet Gynecol Scand 70：291-294, 1991
5. Pouta, AM et al：Changes in maternal heart dimensions and plasma atrial natriuretic peptide levels in the early puerperium of normal and pre-eclamptic pregnancies. Br J Obstet Gynaecol 103：988-992, 1996
6. 坂東美佳ほか：人工弁置換術後は何を評価するか．心エコー 16：403-411, 2015

第3章文献

1. Spencer, KT et al：Focused cardiac ultrasound：recommendations from the American Society of Echocardiography. J Am Soc Echocardiogr 26：567-581, 2013
2. Hirata, Y et al：Provocation of clinically significant left ventricular outflow tract obstruction by postural change in patients with sigmoid septum. J Echocardiogr 16：173-174, 2018
3. 坂本二哉：心エコーハンドブック別巻 心臓聴診エッセンシャルズ，竹中 克ほか編，金芳堂，東京，2012

第4章文献

1. Hirata, T et al：Estimation of left atrial size using ultrasound. Am Heart J 78：43-52, 1969
2. Douglas, PS：The left atrium：A biomarker of chronic diastolic dysfunction and cardiovascular disease risk. J Am Coll Cardiol 42：1206-1207, 2003
3. 羽田勝征：心エコーの読み方，考え方，中外医学社，東京，2000
4. Maron, BJ et al：Patterns and significance of distribution of left ventricular hypertrophy in hypertrophic cardiomyopathy. A wide angle, two dimensional echocardiographic study of 125 patients. Am J Cardiol 48：418-428, 1981
5. 日本循環器学会：肥大型心筋症の診療に関するガイドライン（2012 年改訂版）. http:www.j-circ.or.jp/guideline/pdf/JCS2012_doi_h.pdf（2018 年 9 月閲覧）
6. Ganau, A et al：Patterns of left ventricular hypertrophy and geometric remodeling in essential hypertension. J Am Coll Cardiol 19：1550-1558, 1992
7. Verdecchia, P et al：Adverse prognostic significance of concentric remodeling of the left ventricle in hypertensive patients with normal left ventricular mass. J Am Coll Cardiol 25：871-878, 1995
8. Levitov, A et al：Guidelines for the Appropriate Use of Bedside General and Cardiac Ultrasonography in the Evaluation of Critically Ill Patients-Part Ⅱ：Cardiac ultrasonography. Crit Care Med 44：1206-1227, 2016
9. Kusunose, K et al：Reduced variability of visual left ventricular ejection fraction assessment with reference images：The Japanese Association of Young Echocardiography Fellows multicenter study. J Cardiol 72：74-80, 2018
10. Quinones, MA et al：Recommendations for quantification of Doppler echocardiography：a report from the Doppler Quantification Task Force of the Nomenclature and Standards Committee of the American Society of Echocardiography. J Am Soc Echocardiogr 15：167-184, 2002
11. Nagueh, SF et al：Recommendations for the Evaluation of Left Ventricular Diastolic Function by Echocardiography：An Update from the American Society of Echocardiography and the European Association of Cardiovascular Imaging. J Am Soc Echocardiogr 29：277-314, 2016
12. Halpern, EJ et al：Characterization and normal measurements of the left ventricular outflow tract by ECG-gated cardiac CT：implications for disorders of the outflow tract and aortic valve. Acad Radiol 19：1252-

13. Otani, K et al：Assessment of the aortic root using real-time 3D transesophageal echocardiography. Circ J 74：2649-2657, 2010
14. Rudski, LG：Guidelines for the echocardiographic assessment of the right heart in adults：A report from the American Society of Echocardiography endorsed by the European Association of Echocardiography, a registered branch of the European Society of Cardiology, and the Canadian Society of Echocardiography. J Am Soc Echocardiogr 23：685-713, 2010
15. 楠瀬賢也ほか：心エコーによる右室機能評価法はどこまで進んでいるか. Heart View 22：10-17, 2018
16. Kawata, T et al：Reconsideration of Inferior Vena Cava Parameters for Estimating Right Atrial Pressure in an East Asian Population- Comparative Simultaneous Ultrasound-Catheterization Study. Circ J 81：346-352, 2017
17. Taniguchi, T et al：Impact of Body Size on Inferior Vena Cava Parameters for Estimating Right Atrial Pressure：A Need for Standardization? J Am Soc Echocardiogr 28：1420-1427, 2015

第5章文献

1. Daimon, M et al：Normal values of echocardiographic parameters in relation to age in a healthy Japanese population：the JAMP study. Circ J 72：1859-1866, 2008
2. Stanton, T et al：Prediction of all-cause mortality from global longitudinal speckle strain：comparison with ejection fraction and wall motion scoring. Circ Cardiovasc Imaging 2：356-364, 2009
3. Kusunose, K et al：Incremental prognostic value of left ventricular global longitudinal strain in patients with aortic stenosis and preserved ejection fraction. Circ Cardiovasc Imaging 7：938-945, 2014
4. Mentias, A et al：Strain Echocardiography and Functional Capacity in Asymptomatic Primary Mitral Regurgitation With Preserved Ejection Fraction. J Am Coll Cardiol 68：1974-1986, 2016
5. 西條良仁ほか：肺高血圧症における非侵襲的検査としての超音波診断の有用性. 血管医学 17：281-290, 2016
6. 大木 崇ほか：左室機能不全は血流と壁運動の不整合（mismatch）である. 日本心臓病学会誌 2：88-111, 2008
7. 山田博胤ほか：前負荷と心機能指標. Fluid Management Renaissance 6：30-35, 2016
8. 林 修司ほか：徐脈の高齢者において僧帽弁口血流波形がE＞Aを呈するメカニズムについての検討. 超音波医学 38：39-40, 2011
9. Zhang, D et al：Resting heart rate and all-cause and cardiovascular mortality in the general population：a meta-analysis. CMAJ 188：E53-63, 2016
10. Levine, HJ：Rest heart rate and life expectancy. J Am Coll Cardiol 30：1104-1106, 1997
11. Yamada, H et al：The pseudorestrictive pattern of transmitral Doppler flow pattern after conversion of atrial fibrillation to sinus rhythm：Is atrial or ventricular dysfunction to blame? J Am Soc Echocardiogr 17：813-818, 2004
12. 冨田紀子ほか：心エコー法による左室拡張能の評価. 心臓 45：753-760, 2013
13. 平田有紀奈ほか：左室拡張能評価におけるわたしの工夫 - 迷った時にはどうするか？ 心エコー 17：590-597, 2016
14. Oki, T et al：Clinical application of pulsed Doppler tissue imaging for assessing abnormal left ventricular relaxation. Am J Cardiol 79：921-928, 1997
15. Nagueh, SF et al：Doppler tissue imaging：a noninvasive technique for evaluation of left ventricular relaxation and estimation of filling pressures. J Am Coll Cardiol 30：1527-1533, 1997
16. Ohtani, T et al：Diastolic stiffness as assessed by diastolic wall strain is associated with adverse remodelling and poor outcomes in heart failure with preserved ejection fraction. Eur Heart J 33：1742-1749, 2012
17. Yamada, H et al：Pre-load stress echocardiography for predicting the prognosis in mild heart failure. JACC Cardiovasc Imaging 7：641-649, 2014
18. 山田博胤ほか：僧帽弁口血流と僧帽弁輪運動速波形の撮り方・読み方. 心エコー 11：24-34, 2010
19. 山田博胤ほか：僧帽弁口血流速波形. 心エコー 9：382-395, 2008
20. 山田博胤ほか：慢性心不全：診断と治療の進歩 診断の進歩 心臓超音波検査. 日本内科学会雑誌 101：354-361, 2012
21. Geske, JB et al：Evaluation of left ventricular filling pressures by Doppler echocardiography in patients with hypertrophic cardiomyopathy：correlation with direct left atrial pressure measurement at cardiac catheterization. Circulation 116：2702-2708, 2007
22. Mullens, W et al：Tissue Doppler imaging in the estimation of intracardiac filling pressure in decompensated patients with advanced systolic heart failure. Circulation 119：62-70, 2009
23. 日本循環器学会／日本心不全学会：急性・慢性心不全診療ガイドライン（2017年改訂版）. http://www.asas.or.jp/jhfs/pdf/topics20180323.pdf（2018年9月閲覧）
24. 西條良仁ほか：HFpEFはなぜ重要？ 心エコー 18：640-650, 2017
25. 亀田 徹ほか：Bラインを用いたpoint-of-care超音波による心原性肺水腫の評価. 超音波医学 45：125-135, 2018
26. Spirito, P et al：Magnitude of left ventricular hypertrophy and risk of sudden death in hypertrophic cardiomyopathy. N Engl J Med 342：1778-1785, 2000
27. 日本高血圧学会：高血圧治療ガイドライン 2014. http://www.jpnsh.jp/data/jsh2014/jsh2014v1_1.pdf（2018年9月閲覧）
28. 日本循環器学会：大動脈瘤・大動脈解離診療ガイドライン（2011年改訂版）. http://www.j-circ.or.jp/guideline/pdf/JCS2011_takamoto_h.pdf（2018年9月閲覧）
29. Brewster, DC et al：Guidelines for the treatment of abdominal aortic aneurysms. Report of a subcommittee of the Joint Council of the American Association for Vascular Surgery and Society for Vascular Surgery. J Vasc Surg 37：1106-1117, 2003
30. Bown, MJ et al：A meta-analysis of 50 years of ruptured abdominal aortic aneurysm repair. Br J Surg 89：714-730, 2002

31. Nishimura, RA et al：2014 AHA/ACC Guideline for the Management of Patients With Valvular Heart Disease：executive summary：a report of the American College of Cardiology/American Heart Association Task Force on Practice Guidelines. Circulation 129：2440-2492, 2014
32. Castillo, JG et al：[Surgical echocardiography of the mitral valve]. Rev Esp Cardiol 64：1169-1181, 2011
33. Anyanwu, AC et al：Etiologic classification of degenerative mitral valve disease：Barlow's disease and fibroelastic deficiency. Semin Thorac Cardiovasc Surg 19：90-96, 2007
34. Soeki, T et al：Mitral inflow and mitral annular motion velocities in patients with mitral annular calcification：evaluation by pulsed Doppler echocardiography and pulsed Doppler tissue imaging. Eur J Echocardiogr 3：128-134, 2002
35. Chen, CG et al：Impact of impinging wall jet on color Doppler quantification of mitral regurgitation. Circulation 84：712-720, 1991
36. Nof, E et al：Mechanism of diastolic mitral regurgitation in candidates for cardiac resynchronization therapy. Am J Cardiol 97：1611-1614, 2006
37. Kusunose, K et al：Preload Stress Echocardiography Predicts Outcomes in Patients With Preserved Ejection Fraction and Low-Gradient Aortic Stenosis. Circ Cardiovasc Imaging 10, 2017
38. 阿部美保ほか：機能性僧帽弁逆流の診断. 心エコー 18：1092-1099, 2017
39. Zoghbi, WA et al：Recommendations for Noninvasive Evaluation of Native Valvular Regurgitation：A Report from the American Society of Echocardiography Developed in Collaboration with the Society for Cardiovascular Magnetic Resonance. J Am Soc Echocardiogr 30：303-371, 2017
40. Nishimura, RA et al：2014 AHA/ACC guideline for the management of patients with valvular heart disease. a Report of the American College of Cardiology/American Heart Association Task Force on Practice Guidelines J Am Coll Cardiol 63：e57-e185, 2014
41. Abascal, VM et al：Echocardiographic evaluation of mitral valve structure and function in patients followed for at least 6 months after percutaneous balloon mitral valvuloplasty. J Am Coll Cardiol 12：606-615, 1988
42. Wilkins, GT et al：Percutaneous balloon dilatation of the mitral valve：an analysis of echocardiographic variables related to outcome and the mechanism of dilatation. Br Heart J 60：299-308, 1988
43. Mehta, SR et al：Impact of right ventricular involvement on mortality and morbidity in patients with inferior myocardial infarction. J Am Coll Cardiol 37：37-43, 2001
44. Jacobs, AK et al：Cardiogenic shock caused by right ventricular infarction：a report from the shock registry. J Am Coll Cardiol 41：1273-1279, 2003
45. Siniorakis, EE et al：Volume loading in predominant right ventricular infarction：Bedside haemodynamics using rapid response thermistors. Eur Heart J 15：1340-1347, 1994
46. Carroll, JD et al：The differential effects of positive inotropic and vasodilator therapy on diastolic properties in patients with congestive cardiomyopathy. Circulation 74：815-825, 1986
47. Dell'Italia, LJ et al：Comparative effects of volume loading, dobutamine, and nitroprusside in patients with predominant right ventricular infarction. Circulation 72：1327-1335, 1985
48. 日本循環器学会：ST上昇型急性心筋梗塞の診療に関するガイドライン. http://www.j-circ.or.jp/guideline/pdf/JCS2013_kimura_h.pdf(2018年9月閲覧)
49. 鳥居裕太ほか：感染性心内膜炎の診断. 臨床検査 59：514-523, 2015
50. Nishimura, RA et al：ACC/AHA 2008 guideline update on valvular heart disease：focused update on infective endocarditis：a report of the American College of Cardiology/American Heart Association Task Force on Practice Guidelines：endorsed by the Society of Cardiovascular Anesthesiologists, Society for Cardiovascular Angiography and Interventions, and Society of Thoracic Surgeons. Circulation 118：887-896, 2008
51. Habib, G et al：2015 ESC Guidelines for the management of infective endocarditis：The Task Force for the Management of Infective Endocarditis of the European Society of Cardiology(ESC)Endorsed by：European Association for Cardio-Thoracic Surgery (EACTS), the European Association of Nuclear Medicine (EANM). Eur Heart J 36：3075-3128, 2015
52. 山田博胤ほか：表在エコー図検査と心エコー図検査のコラボレーションにより感染性心内膜炎が迅速に診断できた僧帽弁逸脱症の1例：Staphylococcus warneriによる自己弁への感染性心内膜炎. 超音波医学 43：581-586, 2016
53. Klein, AL et al：American Society of Echocardiography clinical recommendations for multimodality cardiovascular imaging of patients with pericardial disease：endorsed by the Society for Cardiovascular Magnetic Resonance and Society of Cardiovascular Computed Tomography. J Am Soc Echocardiogr 26：965-1012. e15, 2013
54. Sachweh, JS et al：Hypertensive pulmonary vascular disease in adults with secundum or sinus venosus atrial septal defect. Ann Thorac Surg 81：207-213, 2006
55. Schneider, B et al：Chiari's network：normal anatomic variant or risk factor for arterial embolic events? J Am Coll Cardiol 26：203-210, 1995
56. 西尾 進ほか：粘液腫. 心エコー 16：108-116, 2015
57. 平田有紀奈ほか：心外膜下脂肪を測定する意義. Cardiac Practice 27：279-284, 2016
58. Hirata, Y et al：Clinical Utility of Measuring Epicardial Adipose Tissue Thickness with Echocardiography Using a High-Frequency Linear Probe in Patients with Coronary Artery Disease. J Am Soc Echocardiogr 28：1240-1246. e1241, 2015
59. Nishio, S et al：Echocardiographic Epicardial Adipose Tissue Thickness Is associated with Symptomatic Coronary Vasospasm during Provocative Testing. J Am Soc Echocardiogr 30：1021-1027. e1021, 2017
60. Sawada, N et al：3D Transthoracic Echocardiography Provides Accurate Cross-Sectional Area of the RV Outflow Tract. JACC Cardiovasc Imaging 8：1343-1345, 2015
61. Mutlak, D et al：Functional tricuspid regurgitation in patients with pulmonary hypertension：is pulmonary artery pressure the only determinant of regurgitation severity? Chest 135：115-121, 2009
62. Hinderliter, AL et al：Frequency and severity of tricuspid regurgitation determined by Doppler

echocardiography in primary pulmonary hypertension. Am J Cardiol 91：1033-1037, A1039, 2003
63. Sabia, P et al：Value of regional wall motion abnormality in the emergency room diagnosis of acute myocardial infarction. A prospective study using two-dimensional echocardiography. Circulation 84：I85-92, 1991
64. 楠瀬賢也ほか：肺高血圧症の臨床と運動負荷心エコー法. 心エコー 16：736-739, 2015
65. Kusunose, K et al：Prediction of Future Overt Pulmonary Hypertension by 6-min Walk Stress Echocardiography in Patients With Connective Tissue Disease. J Am Coll Cardiol 66：376-384, 2015
66. Kusunose, K et al：Rest and exercise echocardiography for early detection of pulmonary hypertension. J Echocardiogr 14：2-12, 2016
67. 大木 崇編：心エコー・ドプラ法の臨床, 第2版, 医学書院, 東京, 2001

第6章文献

1. Zamorano, JL et al：2016 ESC Position Paper on cancer treatments and cardiovascular toxicity developed under the auspices of the ESC Committee for Practice Guidelines：The Task Force for cancer treatments and cardiovascular toxicity of the European Society of Cardiology(ESC). Eur Heart J 37：2768-2801, 2016
2. 山田博胤ほか：技師に求める心エコー図検査の報告書. 超音波医学 44：S224, 2017
3. Fleisher, LA et al：ACC/AHA 2007 guidelines on perioperative cardiovascular evaluation and care for noncardiac surgery：a report of the American College of Cardiology/American Heart Association Task Force on Practice Guidelines(Writing Committee to Revise the 2002 Guidelines on Perioperative Cardiovascular Evaluation for Noncardiac Surgery)：developed in collaboration with the American Society of Echocardiography, American Society of Nuclear Cardiology, Heart Rhythm Society, Society of Cardiovascular Anesthesiologists, Society for Cardiovascular Angiography and Interventions, Society for Vascular Medicine and Biology, and Society for Vascular Surgery. Circulation 116：e418-e499, 2007

索引

欧文

- AR ……………………… 17, 122, 124
- AS ……………………………… 81, 82, 121
- billowing …………………………… 114
- biplane disk 法 …………… 60, 70
- calcified amorphous tumor … 117
- D-shape ………………………… 148
- dry weight ……………………… 42
- E/A ……………………………… 98
- E/e′ …………………………… 102, 103
- e′ ……………………………… 102, 103
- EF ………… 60, 72, 92, 123, 157
- Eyeball EF ……………………… 70
- fibroelastic deficiency（FED） ………………………………… 115
- FoCUS …………………………… 46
- GLS ……………………………… 93
- hibernation …………………… 149
- High PRF 法 …………………… 32
- ISO ……………………………… 23
- method of disks ……………… 60
- mid-ballooning type ………… 132
- MR … 17, 77, 114, 120, 122, 128
- MS ……………………………… 128
- M モード法 ………………… 60, 61
- PISA（法）……………………… 122
- platypnea-orthodeoxia ……… 145
- prolapse ……………………… 114
- Qp/Qs ………………………… 147
- s′ ………………………………… 85
- stunning ……………………… 149
- S 字状中隔 ……………… 50, 61, 82
- TAPSE …………………………… 85
- TR ……………………………… 126
- TRPG ……………………… 96, 148
- Valsalva 洞 …………………… 84
- Valsalva 負荷 … 49, 51, 101, 109
- vena contracta 幅と PISA … 122
- visual EF ……………………… 129
- volumetric 法 ……………… 77, 122

あ

- アーチファクト ………………… 29

い

- 息止め ………………………… 48
- 異常値 ………………………… 75
- 依頼目的 ………………… 44, 157
- インシデント …………………… 5

う

- 右室梗塞 ……………………… 131
- 右室サイズ …………………… 85
- 右室焦点心尖部四腔断面 …… 85
- 右室流出路 ……………… 94, 147
- 右室流出路血流速波形 ……… 140
- 右房圧 ………………………… 96

え

- エルゴメータ ………………… 150
- 遠心性肥大 …………………… 68

お

- 往診 …………………………… 24
- 音響陰影 ……………………… 29
- 音速 …………………………… 28

か

- ガイドライン ……… 37, 88, 152
- 拡張期 MR（diastolic MR） … 120
- 拡張期血圧 …………………… 125
- 拡張能低下 …………………… 104
- 拡張不全 ……………………… 104
- 角度補正 ……………………… 78
- 下行大動脈血流速波形 ……… 124
- 下肢陽圧負荷 ………………… 98
- 下大静脈 ……………………… 87
- 下大静脈径 …………………… 87
- 下壁梗塞 ……………………… 131
- カラードプラ法 ………… 121, 124
- 簡易ベルヌーイ式 … 83, 96, 121
- 患者確認 ……………………… 5
- 肝静脈血流速波形 …………… 126
- 冠静脈洞 ……………………… 52
- 冠静脈洞型 …………………… 139
- 感染性心内膜炎 ………… 134, 158
- がん治療関連心障害（CTRCD） ………………………………… 93
- 冠動脈 ………………………… 34
- 冠動脈疾患 …………………… 132
- 乾酪性僧帽弁輪石灰化 ……… 117

き

- キアリ網 ……………………… 144
- 機械弁 ………………………… 40
- 偽正常化パターン ……… 98, 100
- キャプチャー ………………… 54
- 求心性リモデリング …………… 68
- 急性下壁梗塞 ………………… 131
- 急性冠症候群 ………… 132, 149
- 急性心筋梗塞 ………………… 138
- 急性心筋梗塞後 ……………… 149
- 胸水 …………………………… 91
- 胸痛 …………………………… 47
- 局所壁運動異常 ……… 35, 129, 149, 154
- 虚血性心疾患 ………………… 154
- 記録 …………………………… 22

く

- 屈折 ……………………… 29, 30

け

- 経胸壁心エコー図 …………… 134
- 経食道心エコー図 …………… 134
- 計測値 …………………… 74, 156
- 経皮的僧帽弁交連切開術 …… 128
- ケーブル ……………………… 20
- 血圧 …………………………… 16
- 血管エコー検査 ……………… 110
- 血栓 …………………………… 145
- 腱索（basal chordae）………… 66
- 検査結果 ……………………… 56

こ

高血圧	16, 68, 110, 112
高齢者	100
呼吸	49
呼吸コントロール	49
呼吸性変動	88

さ

最高速度	76
最大壁厚	108
サイドローブ	29
左室17分画モデル	34
左室拡張期圧	120
左室拡張能	103, 116
左室拡張不全	107
左室局所壁運動異常	154
左室駆出率→〔EF〕	
左室径	61
左室弛緩異常	162
左室収縮能	92
左室充満圧	102, 103, 106
左室内血栓	141
左室肥大	68
左室壁厚	66, 68
左室容積	92
左室流出路狭窄	82, 108
左心耳	64
左房機能低下例	100
左房機能不全	100
左房径	63, 65
左房サイズ	63
左房内血栓	134
左房容積	63, 64
三尖弁逆流→〔TR〕	
サンプルボリューム	32, 79

し

ジェネラリスト	26
時間速度積分値	77
脂肪	146
シャント	142
シャント疾患	139, 147
収縮期駆出性雑音	50
収縮期肺動脈圧	148
収縮性心膜炎	127
周波数	28
術前心機能評価	165
循環血液量	42
上大静脈洞型ASD	140
消毒	4
静脈洞型ASD	139
静脈洞弁	144
症例報告	169
初期設定	2
触診	50
食道がん	90
食道裂孔ヘルニア	90
徐脈	100
心アミロイドーシス	11, 67, 69, 138
心エコー病	118
心外膜下脂肪	146
心筋炎例	99
腎血管性高血圧	110
人工弁	40, 41
深呼吸	49
心雑音	50, 51
心サルコイドーシス	34, 130
心尖部	72, 141
心尖部血栓	141
心タンポナーデ	62, 127, 136, 137
診断名	164
身長	14
心電図	10
腎動脈	110
腎動脈狭窄	111
心内膜面	66
心拍出量	147
心不全	13, 105, 137
心房機能低下	100
心房中隔欠損症(ASD)	74, 139
心膜液	91, 136, 137
心膜液貯留	38, 136, 137
心膜炎	137

す

推定肺動脈圧	96
推定肺動脈収縮期圧	94, 96
スペックルトラッキング法	130

せ

生体弁	40
ゼリー	20
先天性心疾患	39

そ

装置	6
僧帽弁	115
僧帽弁下組織	128
僧帽弁逆流→〔MR〕	
僧帽弁狭窄→〔MS〕	
僧帽弁形成術後	123
僧帽弁口	98
僧帽弁口血流速波形	98, 162
僧帽弁石灰化例	116
僧帽弁輪石灰化(MAC)	116
速度レンジ	7
ソノグラファー	26, 56

た

体位変換	51
体重	14
大動脈弁逆流→〔AR〕	
大動脈弁狭窄→〔AS〕	
大動脈弁硬化	50
大動脈弁口面積	82
大動脈弁輪径	84
体表面積	14
たこつぼ型心筋症	132
多重反射	29
脱水	87
ダブルチェック	5, 8, 25, 74

た
溜まり病 …………………… 69

ち
チクチクメール …………… 168
聴診 ………… 12, 51, 118, 121
聴診時 ……………………… 50
陳旧性心筋梗塞 …………… 11

て
データ ……………………… 18
テベシウス弁 ……………… 144
手指清浄 …………………… 4

と
動画像 ……………………… 54
透析 ………………………… 42
透析困難症 ………………… 42
動脈解離 …………………… 138
ドブタミン負荷心エコー図検査
　………………………… 121
ドプラ入射角度 …………… 78
ドプラ波形 ………………… 76
ドプラ法 ………… 78, 105, 154

に
日常点検 ……………… 21, 23
乳頭筋断裂 ………………… 115
妊娠 ………………………… 38
妊娠期 ……………………… 38

は
バーロー病 …………… 115, 135
肺高血圧
　……… 94, 96, 139, 148, 150
肺静脈 ……………………… 64
肺静脈血流速波形 …… 79, 98
バイタルサイン …………… 46
肺動脈弁狭窄 ……………… 94
波長 ………………………… 28

ぱ
パニック所見 ……………… 45
バブルテスト ……………… 142
パルスドプラ法 …………… 31

ひ
肥大型心筋症（HCM）
　…………… 11, 67, 80, 108
非対称性中隔肥厚 ………… 67
非対称性肥大 ……………… 66
左冠動脈肺動脈起始症（Bland-
　White-Galand 症候群）…… 52

ふ
ファブリー病 ………… 67, 69
フィルター ………………… 23
フォーカスポイント ……… 32
負荷心エコー図 …… 150, 154
腹部大動脈 ………………… 112
腹部大動脈瘤 ……………… 112
不整脈 ……………………… 45
フリーズ …………………… 21
プリセット ………………… 2
フルスペル ………………… 161
フルネーム ………………… 5
プローブ … 3, 12, 20, 21, 28, 30
分解能 ……………………… 156

へ
閉塞性肥大型心筋症 ……… 116
ペースメーカリード ……… 145
壁運動異常 ……… 34, 129, 149
壁在血栓 …………………… 141
弁下病変 …………………… 128
弁膜症 …………… 12, 121, 150

ほ
報告書 ……………………… 163
房室間溝 …………………… 146
保存 ………………………… 18

ま
マイクロバブルテスト …… 142
マニュアル ………………… 52

み
右胸壁アプローチ ………… 81
右側臥位 …………………… 81

む
無形性腫瘍性病変（CAT）… 117

め
メンテナンス ……………… 22

ゆ
有効数字 …………………… 156
疣腫 ………………………… 134
ユースタキアン弁 ………… 144

ら
卵円孔開存 …………… 142, 157

り
臨床研究 ……………… 25, 169

る
ルーチン …………………… 18
ルーチン検査 ………… 18, 55

れ
レポート 6, 8, 44, 159, 161, 167, 169
連続の式 …………………… 82
連続波ドプラ法 …………… 31

検印省略

心エコー図検査 徳大超音波センターのオキテ100

定価（本体 4,500円＋税）

2019年3月16日　第1版　第1刷発行
2020年8月1日　同　　第2刷発行

　編　者　山田　博胤・西尾　　進
　　　　　やまだ　ひろつぐ　にしお　すすむ
　発行者　浅井　麻紀
　発行所　株式会社 文 光 堂
　　　　　〒113-0033　東京都文京区本郷7-2-7
　　　　　TEL（03）3813-5478（営業）
　　　　　　　（03）3813-5411（編集）

©山田博胤・西尾　進, 2019　　　　　　　印刷・製本：壮光舎印刷

ISBN978-4-8306-3755-1　　　　　　　　　　　　Printed in Japan

- 本書の複製権，翻訳権・翻案権，上映権，譲渡権，公衆送信権（送信可能化権を含む），二次的著作物の利用に関する原著作者の権利は，株式会社文光堂が保有します．
- 本書を無断で複製する行為（コピー，スキャン，デジタルデータ化など）は，私的使用のための複製など著作権法上の限られた例外を除き禁じられています．大学，病院，企業などにおいて，業務上使用する目的で上記の行為を行うことは，使用範囲が内部に限られるものであっても私的使用には該当せず，違法です．また私的使用に該当する場合であっても，代行業者等の第三者に依頼して上記の行為を行うことは違法となります．
- JCOPY〈出版者著作権管理機構　委託出版物〉
本書を複製される場合は，そのつど事前に出版者著作権管理機構（電話03-5244-5088, FAX 03-5244-5089, e-mail : info@jcopy.or.jp）の許諾を得てください．